シュタイナー・リズミカルアインライブング
Rhythmische Einreibungen
イタ・ヴェーグマン・クリニックのハンドブックより

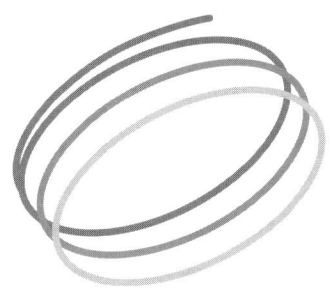

イザラ書房 IZARA

Rhythmische Einreibungen
Handbuch aus der Ita Wegman Klinik
Monika Fingato
© 2002 Natura Verlag

目　次

序　文　シュタイナー（アントロポゾフィー）医学・看護学の考え方について … 9

第1章　リズミカルアインライブングの概観 …………………………………… 15

 1　はじめに ……………………………………………………………………… 16
 2　リズム ………………………………………………………………………… 17
 3　リズミカルアインライブングの誕生 ……………………………………… 21
 4　タッチのクオリティーについて …………………………………………… 22
  1）手　22
  2）アインライブングの諸相　23
  3）リズムの練習　25
  4）練習の次のステップ　28
  5）リズムのイメージ　33
 5　効果について ………………………………………………………………… 35
  1）基本フォルムとその効果　35
  2）全般的な効果と適応　37
  3）使用する素材　40
 6　実施 …………………………………………………………………………… 45
  1）施術者の姿勢　46
  2）クライエント　48

第2章　リズミカルアインライブングの実際 …………………………………… 51

 1　記述について ………………………………………………………………… 52
 2　下肢アインライブング（Beineinreibung）………………………………… 53
 3　ふくらはぎアインライブング（Wadeneinreibung）……………………… 56
  1）中枢方向のふくらはぎアインライブング　56

2）末梢方向のふくらはぎアインライブング　59
4　膝のアインライブング（Knieeinreibung）……………………………62
5　大腿アインライブング（Oberschenkeleinreibung）………………67
　　　1）中枢方向の大腿アインライブング　68
　　　2）末梢方向の大腿アインライブング　72
6　足のアインライブング（Fußeinreibung）………………………… 75
　　　1）足の直線（Streichung über den Fuß）78
　　　2）かかと（踵）の円（Fersenkreis）　80
　　　3）くるぶし（踝）の円（Knöchelkreise）　83
　　　4）足底の直線（Abstrich an der Fußsohle）　85
7　上肢アインライブング（Armeinreibung）………………………… 87
8　手のアインライブング（Handeinreibung）………………………89
9　上腕と前腕のアインライブング（Under-und Oberarmeinreibung）… 91
　　　1）前腕－小指側と上腕－内側（上腕二頭筋）　93
　　　2）前腕－母指側　95
　　　3）肘関節と上腕－外側（上腕三頭筋）　97
10　肩のアインライブング（Schultereinreibung）……………………99
11　背部アインライブング（Rückeneinreibung）……………………103
12　片手で行う背部アインライブング（Einhändige Rückeneinreibung）105
　　　1）右側の背部アインライブング　108
　　　2）左側の背部アインライブング　109
13　両手で行う反対方向の円の背部アインライブング ……………… 110
　　（Zweihändige Rückeneinreibung mit gegenläufigen Kreisen）
14　両手で行う半周違いの円の背部アインライブング ……………113
　　（Zweihändige Rückeneinreibung mit phasenverschobenen Kreisen）
15　背部の直線（Rückenabstriche）…………………………………… 119
　　　1）背部の長い直線　121
　　　2）脇腹の直線　122
16　頸部の直線（Nackenabstriche）…………………………………… 124
　　　1）内側の直線　127
　　　2）中央の直線　127

3）外側の直線　128
　17　喘息の直線（Asthma－Abstrich）…………………………………129
　18　呼吸促進の背部アインライブング………………………………132
　　　（Atemanregende Rückeneinreibung）
　19　胸部アインライブング（Brusteinreibung）………………………136
　20　腹部アインライブング（Baucheinreibung）………………………140
　　　1）温かい円（Wärmekreise）　142
　　　2）大腸の直線（直腸の直線）（Dickdarm－Abstrich）　145
　21　全身アインライブング（Ganzeinreibung）………………………146
　22　ペンタグラムアインライブング（Pentagrammeinreibung）………150

索　　引……………………………………………………………………153

参考文献……………………………………………………………………156

リズミカルアインライブングを学べる教育施設………………………156

著者・翻訳者　プロフィール……………………………………………157

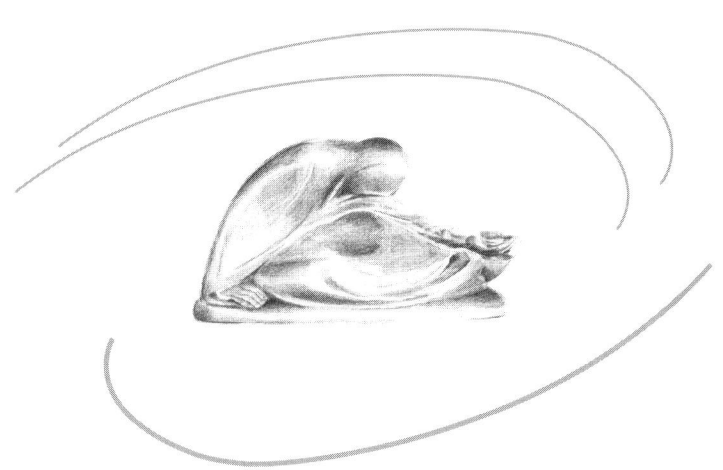

序文

シュタイナー（アントロポゾフィー）医学・看護学の考え方について

シュタイナー教育の創始者として世界に広く認知されているルドルフ・シュタイナー（1861～1925）は、19世紀末から20世紀初頭にかけて活躍したゲーテ研究者・哲学者であり、諸科学・芸術分野で独自の世界観を展開し、医学・看護学の領域にも大きな影響を与えました。

　シュタイナー医学（アントロポゾフィー医学）は、ルドルフ・シュタイナーによって提唱された世界観であるアントロポゾフィー（人智学）を基盤とし、イタ・ヴェークマン医師の協力を得て創始されました。現在ではスイス・ドイツを中心に60ヶ国以上で実践されています。

　以下はゲーテアヌム精神自由大学医学部門のパンフレットよりシュタイナー医学の概観について抜粋したものです。「シュタイナー医学を理解するのは少し難しいと感じる人も多いのですが、その本質は非常に簡潔に言い表すことが出来ます。シュタイナー医学は二つの源泉から生まれた統合的な医学で、その一つは自然科学的で慣習的な医学の手法と成果であり、もう一つは精神科学的な認識です。この二つは分かちがたく結びついています。人間は身体だけでなく魂と個別の人格とを持っているからです。シュタイナー医学を実践する医師は、人間の身体と魂はその個別の人格と一体となってお互いに影響し合っていると考えています。こうしたことを診断や治療において考慮することがシュタイナー医学の本質的な基礎となっています」「シュタイナー医学では、人間を総合的な人格を持ち、人間学的法則性に従って特定の人生の節目を生きる主体として捉えます」

　またシュタイナーは、人間を『四つの構成要素』や『三層の構造』などのモデルで説明しています。先ず『四つの構成要素』のモデルでは、人間は「肉体」「生命体」「魂」「精神」の四つの要素を持っているとしています。ここでは「肉体」は鉱物世界と「生命力」は植物世界と「魂」は動物世界と共通の性質を備えており「精神」は人間独自のものだと考えています。シュタイナーはこれらを「物質体」「エーテル体」「アストラル体」「自我」と名づけました。

そしてシュタイナーは医療において、この四つの要素に全人的に働きかけていくことを提案しました。つまりクライエントに与薬、湿布やマッサージ、芸術療法、対話などを通じて関わっていきますが、それぞれの治療をクライエントの人間や人生全体を見ながら大きな視野で行おうとしたのです。

　『三層の構造』のモデルでは、シュタイナーは人間を『神経−感覚システム』『リズムシステム』『新陳代謝−四肢システム』の三つのシステムから捉えています。

　『神経−感覚システム』は頭部を中心に知覚を通して外部世界の出来事を知覚し分析（解体）して理解します。『新陳代謝−四肢システム』は消化器系と四肢を中心に新陳代謝と運動に関わり、食べた物を消化吸収して熱に変え、身体を形成（構築）し、かつ外部世界に働きかけて世界を構築し直します。この二つの対極的なシステムの中間にあるのが、胸部の心臓と肺を中心に活動する『リズムシステム』で、両者の解体と構築の活動に人間の中心から調和的に働きかけて有機的なバランスをとっています。

　こうした背景を持つシュタイナー医学・看護学は、スイス・ドイツを中心としたヨーロッパの国々ではすでに長きにわたって市民権を得て発展を続けています。本書では特にシュタイナー看護の代表的なケアであるリズミカルアインライブングについてご紹介したいと思います。

　本文に移る前にリズミカルアインライブングを学ぶために重要な二つの用語とその訳語について解説します。

《入る》eintauchen

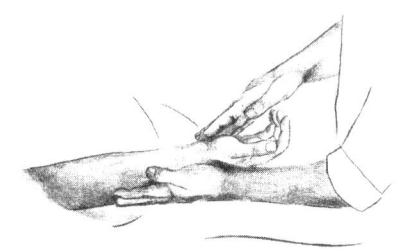

前腕に入る過程の始まり

　ドイツ語の"eintauchen"には「浸る・つかる・もぐる・沈む」などの意味があります。またこの言葉を構成している"ein"には「中に」という意味が、"tauchen"には「水中にもぐる・くぐる・沈む・浸る」という意味があり、続けて直訳すると「中にもぐる」という意

味になります。この本ではアインライブングを行う時に『手が身体と最初のコンタクトを取り始めてからコンタクトが最大になるまでのプロセス』に、この"eintauchen"の語句を使っています。

　以下に本文よりその意味するところを引用します。

　"大事なのはアインライブングで最初に入る時から、優しくしかし明瞭に、そして決して押し付けず、かといってくすぐったくもならないように行うことです。通常は平らな指の腹か柔らかい手根で入ります。その後徐々により大きな領域で身体組織に触れ、最後はできるだけ手の全体で触れ、柔らかく動きを持って身体の形に寄り添います。"〔本文26ページより引用〕

　この動作自体は皮膚の表面で行われるものですが、心の中ではあたかも皮膚を通り越して皮下の組織の流れの中に浸り込み入り込んで働きかけているような感覚で行います。今回の翻訳ではこれらの意味を内包させつつ、言葉の流れをスムーズにするために、この徐々にコンタクトを増加させるプロセスである"eintauchen"に「入る」と言う訳語を使用しています。

《解く》lösen

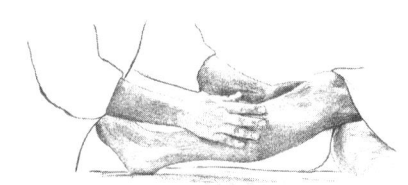

下肢の円を解くときの手

　ドイツ語の"lösen"には「ゆるめる・解く・ほぐす・分かつ・離す」などの意味があります。この本ではアインライブングを行う時に『手と身体とのコンタクトが最大になった直後から、それを徐々に弱めコンタクトを完全に失うに至るまでのプロセス』に、この"lösen"の語句を使っています。

　以下に本文よりその意味するところを引用します。

　"アインライブングの解く段階ではコンタクトをゆるめます。いつどの程度手を解くかは個々のアインライブングにより異なり、各々の施術者によっても異なります。タッチは大きな面であるほど温かいものです。大切なのはまだ触れている手の部分を身

体の形に柔軟に対応して添わせていることです。

　この段階の終わりには、例えば温かい円や喘息の直線の時の様に、コンタクトをしばしば指の腹まで解きます。この時私達の心の中の注意深さを非常に意識的にこの離れる部位に向け続けるように特に気をつけなくてはなりません。そうすることによってクライエントにとってタッチの流れの継続性が分断されないからです。この注意深さが軽やかでありながら、しかもくすぐったくないタッチを可能にします。ここで大切なのはクライエントを「置き去りにすることなくコンタクトを解く」ことです。もちろん解く過程の全段階を通して手を完全に置き続けてもかまいません。コンタクトを解いた状態では、手を軽やかで温かいコンタクトでしなやかな柔らかい器のように身体に添わせます。

　この解く段階では背後に広がる空間へと自分が出向いて行くかのように想像します。そこで手を次の新しい濃密なコンタクトへと導くために新たに入ろうとする衝動を得るのです。この心の中の動きは背後のかなたへと向かう大きな円弧のように体験できます。そして次のクライエントに向かい「入る」段階によって、施術者を交点とした大きな八の字、レムニスカートが形成されます。"〔本文28ページより引用〕

　この動作自体もやはり皮膚の表面で行われるものですが、心の中ではあたかも皮膚を通り越して皮下の組織の流れに結びつき働きかけていた状態から、その結びつきを解いて離れていくような感覚で行います。今回の翻訳ではこれらの意味を内包させつつ、言葉の流れをスムーズにするために、この徐々にコンタクトを減少させるプロセスである"lösen"に「解く」と言う訳語を使用しています。

　　　　　　　　　　　　　　　　　2015年　6月　2日　　　伊藤良子

＊　＊　＊

　人生と学びの仲間である櫻川展子さんが与えてくれた大きくてあたたかい力と、アインライブングの先輩にして大親友である原著者モニカからの惜しみない協力と、力強く誠実にご支援くださったイザラ書房の村上京子さんとの不思議な出会いに
心からの感謝をこめて

展子さんとの出会いの記念日に

第 1 章

リズミカルアインライブングの概観

1．はじめに

　太陽は毎朝昇ります。私達を取り巻く環境に影響を与え私達の環境を創り出すこの星の大きなリズムは、昼と夜が交互に繰り返されることに基づいています。私達自身の命の営みの中にも様々なリズムが働いています。リズムなしに生命はありえません。
　ところでリズムとは一体何なのでしょう？ニューチューリッヒ新聞文芸部長でエッセイストのハンノ・ヘルプリンクは、その著『リズム、ひとつの試み』の中で次のように記述しています。「リズムを、秩序を与えるもの、あるいは秩序を与えるきっかけとして現れるものと定義すれば、次のように解釈することができます。リズムは既に秩序付けられたものではなく、途上にあるひとつのプロセスとして、絶えず特定の関係を作り出し、現し続けます。更にリズムはそうした関係を絶えず新たに作り出し、別の形で秩序づけることができます。」
　秩序づける要因としてのリズムは人間に調和と活力をもたらします。音楽やダンス、一日の流れや出会いの中で、私達はリズムを直接に体験します。自分で選んだリズムに合わせて身体を動かすのは心地よく楽しいものです。子どもたちはゆりかごやブランコといった遊びが大好きです。しかし今日では、私達の多くの活動や仕事、一日の流れや一年の流れの中で、多くの場合リズムが失われてきています。ですから自分で自分独自の新しいリズムを作り出すことがますます重要になってきているのです。
　さて、人智学的ケアの中には「イタ・ヴェーグマン／ハウシュカによるリズミカルアインライブング」というケアがあります。このケアは自分自身の健康な生命システムを支え、崩れたバランスに調和をもたらすのを助けます。クライエントの内部に深く語りかけ、身体にだけでなく心や精神にも触れるものです。「全てのケア行為は本来、人間的な出会いを持つべきである」という心の中の姿勢やクオリティーに、このリズミカルアインライブングを通して気づき訓練することができます。リズミカルアインライブングは適切な距離の取り方といった関係能力を訓練する良い機会となるのです。
　この本では、このリズミカルアインライブングが持つタッチのクオリティーの基本的な概念と練習方法を紹介しています。この本ではクライエントと相互的な関わりを

持ちながら、"入り－解く"という抑揚のある手の動きを意識的に行うことで、オイルを塗布するという行為に呼吸するようなリズミカルなクオリティーを付与する方法を伝えています。日常的なケアや、子どもやクライエントに日々行われている清拭や触れ合いが、秩序を与えるリズムの力のお陰で、心地よく調和的に作用することができます。こうしたクオリティーは全ての出会いや握手などにも働きます。ひとつの簡単なメロディーでさえ完璧で正当なものを持っています。腹部や関節の上に円を描いたり、足や背部に直線を描いたりといった単純なアインライブングのように、初歩的なリズムのクオリティーだけでも心地よさを与えることができます。しかしメロディーだけでなく伴奏を奏でられるようになるためには長い練習が必要です。

　リズミカルアインライブングは本を片手に学ぶことはできません。このテキストは見知らぬ国の地理や生活様式が書いてあるガイドブックのようなものです。この国を本当に知るためには、そこに住む人と出会う必要があります。リズミカルアインライブングが「治療芸術」となるためには専門的な指導が必要であり、グループで繰り返して練習し体験を共有することを通して「道具としての手」を鍛えてゆく必要があります。そして何よりも上達には時間が必要です。リズミカルアインライブングはリズムによって動かされ、またリズムを動くことで、いつでも動きの中にあり、生き生きとした発展の中にあります。その意味でこのテキスト自体もまた発展する中でのひとつの段階なのです。

2．リズム

海の歌

雲よ、子どもたちよ、出かけたいのかい？
良い旅をしなさい！また会おう！
楽しそうに出かけて行くお前たちを、留めておくことなどできはしない

わたしの波では退屈になったお前たちを大地が魅了する：
岸辺や、暗礁、灯台の火よ！

わたしの子どもたちを魅了せよ、冒険へと誘え！

風にいっぱいの帆を張れ！
頂を目指せ！洞窟で休め！
嵐よ湧き上がれ！稲妻よとどろけ！さあ戦いだ！
真っ赤に燃えるマントをまとえ！

雨にざわめけ！泉にわめけ！
井戸を満たして、波に飲まれろ！
ごうごう流れて大地を下れ
おいで、子どもよ、さあ、もどっておいで！

　コンラッド・フェルディナント・マイヤーはこの詩で、絶えまなく繰り返す水の循環を描いています。水がどのように蒸気になって上昇し、細かい水滴となって雲をつくるのか。そして雨粒となり再び重くなって大地へ落ち、やがて泉から新たに湧き出て再び海へ急いで戻ってゆく様子を描いています。
　北海の岸辺をよく観察すると、寄せては返す波がリズミカルな現象を見せてくれます。風と潮流に従って、海辺にはまず静かな波頭と波間が現れます。波間はどんどん深く、波頭はますます高くなり、ついには泡立ちながら岸辺に襲いかかります。そして徐々にゆっくりとなり、流れが終わった一瞬の中断の後、海のかなたへと帰ってゆきます。同じ高さと勢いの波は二つとありません。ある波は前の波を追い越しますし、次に来る波はもっと控えめかもしれません。満ち潮で盛り上がり、引き潮で引いて行く、毎日繰り返す二回の満ち干に同じ高さのものはありません。潮の満ち干はリズミカルな足跡を砂の上に残します。水と砂が出会って不規則な規則で山と谷を作るのです。同じような形を持ちながら、全て違っています。磯に砕ける波音も遠くからはきっと雑音に聞こえるでしょう。でもよく聴くとその轟音は膨らみ引いてゆきます。
　終わりなく動き続ける水は、何かと出会うといろいろなリズムを作ります。子羊のような雲、波打つ霧、ぴちゃぴちゃと音を立てて岩の上を流れてゆく小川、水は谷間の草地を蛇行し、湖面にさざ波をたて、海の波は岩を削ります。

《リズムの規則性》

　水の循環と海の波とに共通するものは何でしょう？どちらも行き来する連続したひとつの動きの中に、二つの対極の動きを持っていることです。つまり秩序を生み出すリズムの原理は、この対極性にバランスのある関係をもたらすのです。
　最初の例では水が空と大地の間を繊細なガス状になって広がり、再び濃縮して体積を減らし、液体になることを繰り返します。波が生まれる時、動きが静けさに出会います。動かされた空気が静まった水に出会い、動きに答えた水が、今度は砂に模様を創ります。こうした出会いが波のフォルムを生み、山と谷という対極性が隣り合って生まれます。両極の動きが絶え間なくやり取りすることでリズムが生まれるのです。どんなリズムも内在する緊張が生み出し、それぞれの動きを保ちます。二つの対極が調和されて無くなれば、リズムも即座に消え去ってしまいます。
繰り返される動きがあって初めてリズムが生まれます。「一回は数の内に入らない」というドイツのことわざは、リズムにも当てはまります。一つの音では音楽が生まれないように一つの波ではリズムとは呼べません。
　リズムの繰り返しにはまったく同じものは一つとしてありません。周囲の変化に合わせてひとつひとつの波が揺れます。均一の波を機械で作るプールでは硬直した単調な拍子が続くだけです。こうした秩序付けは、いつもプロセスの途上にあって、そのたびに新しい関係を作るリズムの原理とは違います。風が強くなると波はどんどん鋭くなり、鞭のように高まって混沌が出現します。
　リズムとは拍子とカオス、硬直した繰り返しと、勝手気ままな無秩序の間に存在する不規則な規則性と言っていいでしょう。
　植物・動物・人間が持つ様々なリズムとそれらを取り巻く宇宙のリズムについて、ヴィルヘルム・ヘルナーは著書『時間とリズム』の中で次のように言及しています。「こうした全ての現象の根底にあるリズムの本質を、以下のように性格づけることができる。リズムとは、柔軟に適応しながら、絶え間なく更新されてゆく、対極性と調和である。」これからリズミカルアインライブングを紹介する中で、私たちは繰り返しこの特徴に出会うことになります。

《リズムの作用》

　毎朝太陽が昇るように、慣れ親しんだものが再び帰って来るというリズミカルな現象が、確かさや安心感を生みだします。そしてそれにうまく合わせて付き合ってゆくことができます。しかしそれがいつも全く同じ形で繰り返されると、麻痺したかのように単調になってしまいます。海水浴では刺激されてリフレッシュできるのに、波を機械的に作るプールでは、すぐに飽きてしまうようなものです。
　リズムには心地よく、力を蓄える作用があります。リズミカルに流れるようなスケートやウォーキングは、全身の運動リズムを呼吸のリズムと合わせることができるので、あまり疲れることがありません。刈入れや脱穀、カンナがけやノコギリ引きといったリズミカルな動きをもった仕事も長時間続けることができます。こうした仕事ではしばしば歌いながら行われます。
　リズムが生気を与えることに気づくのは、往々にしてそれが失われた時です。例えば初めてのことばかり起こる日や、予定外の思わぬ変更があったとても不規則な一日のような場合です。

《人体におけるリズム》

　身体の中で私達が一番リズムを感じるのは、心臓と呼吸においてです。血液は末梢の血管から心臓へと流れ込みます。血液は心臓に集まり、次の拍動で再び流れ出しますが、全身に張り巡らされた血管網へと送り出される前に、ごく短く静止します。送られた先の動脈と静脈の毛細管の間で再びごく短い静止があり、それから心臓へと還流していきます。
　呼吸を行う時にも、私たちの肺にある中心部分と私達を取り巻く周囲との間を、つまり内部と外部の間を息が絶え間なく行き来します。私達は息を吸う事で世界の一部を取り入れ、息を吐くことで自分の中から世界に何かを与えます。話す時も息を吐いています。息を吸った後や吐いた後には、呼吸の方向を変えるため、時間的には感じられない程度の休止があります。
　生まれて初めて息を吸う事で霊魂は、命を持った身体と結ばれます。霊魂が自分の身体にしっかりと入るのです。そして最後に吐く息と共に、霊魂は身体から解かれます。呼吸する度に同じことがささやかながら起きています。私達は息を吸う時幾分大きく

なり、集め、固め、幾分深く身体にしっかりと入り込みます。息を吐く時、私達は何かを少し失い、意識も痛みもわずかに失い、身体からわずかに解き放たれます。

《リズムシステム》

　血液循環と肺の中では、動きと静止、拡張と収縮が絶え間なく繰り返されています。血液循環と肺はふたつのプロセスの中間に存在しています。それは、新陳代謝と四肢の中で絶えず動いて熱を生成するプロセスと、神経感覚器官の中で冷却と集中を求めて、少ない代謝で静かに行われるプロセスとの中間です。身体の中で温かく物質を解体するプロセスが優勢になると炎症や発熱が生じ、反対に硬化させる神経プロセスが強すぎると硬化症が生じます。

　人智学的人間学では血液循環と肺は人体機能の三層構造の中で「リズムシステム」として位置づけられています。その中心は胸部領域にあり「新陳代謝－四肢システム」と「神経－感覚システム」、つまり「温かい腹部」と「冷たい頭部」とを仲介します。リズムシステムが両極とその活動の健康的なバランスをとって病気を予防するのです。

　マーガレット・ハウシュカは『イタ・ヴェーグマン博士によるリズミカルマッサージ』（以下、ハウシュカの引用は全て本書から引用）の中で「単独では病気になるように働く両極の間にバランスをもたらすことで癒しが生まれる」と書いています。この意味で、リズムは私達の体内の癒しの原理であると言うことができます。

３．リズミカルアインライブングの誕生

　リズミカルアインライブングはイタ・ヴェーグマン博士が考案し、マーガレット・ハウシュカ博士が発展させたものです。そのため正式には「ヴェーグマン／ハウシュカによるリズミカルアインライブング」と呼ばれています。

《リズミカルマッサージ》

　イタ・ヴェーグマンは医学を学ぶ前にスウェーデン式マッサージを学びました。彼

女はチューリッヒで医師として数年間の臨床を行った後、のちに「イタ・ヴェーグマン・クリニック」となる「アーレスハイム臨床治療研究所」を1921年にバーゼル近郊に設立しました。ルドルフ・シュタイナーが打ち立てた人智学的人間観・世界観の認識に基づいて、リズミカルな要素と圧迫に代わる軽い手技を導入して、スウェーデン式マッサージを発展させました。こうして生まれたのが「イタ・ヴェーグマン博士によるリズミカルマッサージ」です。

《リズミカルマッサージとの相違》

リズミカルアインライブングもまたリズムの法則性と軽さを基礎としています。これによってオイルは人間に相応しい治癒的な仕方で塗布されます。それはリズミカルマッサージの軽擦法から発展したものです。
　リズミカルアインライブングが身体組織を捉えるクオリティーは、リズミカルマッサージに比べてより軽いものです。マッサージでは時に身体組織に働きかけて柔ねん（揉んだり、ほぐしたり）しますが、リズミカルアインライブングでは身体組織の上に働きかけて、それを押しやったり変形させたりすることなくリズムの違いによって深い作用を与えます。

4．タッチのクオリティーについて

1）手

　私達の手は物をつかんだり、何かに触れて感じたりするための道具です。手がどのように物に触れることができるのかを詳しく見てみてみましょう。
　手の内側は手掌と手指に分けることができます。手掌の下方の部分が手根で母指球があります。手首の関節を手背側に曲げると筋肉は緊張して硬くなります。ですからいつも手首の関節の力を抜いた柔らかい手でアインライブングを行います。母指の力を抜くと母指球も柔らかくなります。母指は決して広げないようにします。弛緩した状態で動かすことで、皮膚に触れている手掌面積も大きくなります。

手掌の上方部分をここでは中手と呼びます。それは中手指節関節の上にある指間小球と、いわゆる手掌のくぼみからなっています。手を平らに置いた時に、この部分にだけ空隙（すきま）ができます。握手する二つの手の間にも、この自由な空間が相手に敬意を払うかのように残ります。中手の可動性の良さと温かさとで、皮膚との親密なコンタクトや、押さえつけず吸いつくような濃密なコンタクトが可能になります。何かの平らな面の上に力を抜いて手を置くと指の間がわずかに広がります。しかしクライエントはこの手指の間のすきまを感じることはなく、指を閉じているかのように温かなひとつの面として体験します。

　指の末端の内側の柔らかい部分をここでは指の腹と名付けます。アインライブングの時、指だけで触れる場合には常に指の腹で触れます。指先（指の先端）で触れると冷たく感じてしまうからです。

　一般的には右利きの人は右手の方がアインライブングを行いやすいものですし、左利きの人は左手の方が行いやすいでしょう。幾つかのアインライブングでは両手を使いますから両手が同じように使える訓練が必要です。

２）アインライブングの諸相

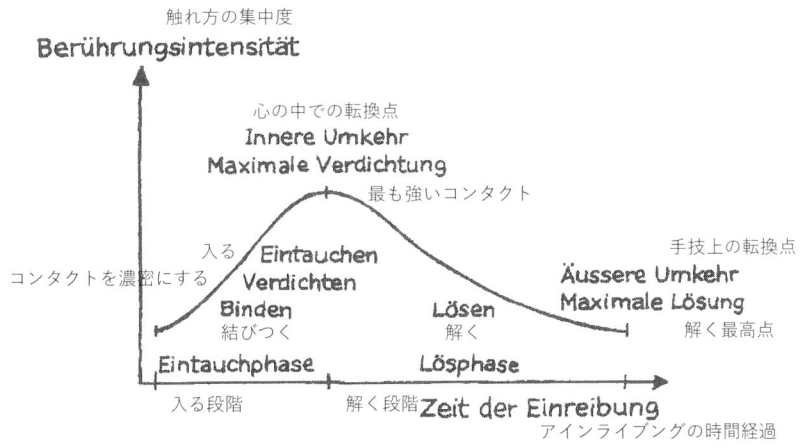

23

どのようにすればアインライブングはリズミカルになるのでしょうか？リズミカルアインライブングが持つ対極性は、私達の手がクライエントの身体に、ある時は強く触れ、ある時は軽く触れるというような、親密性の深さの違いの中にあります。ある時は問いかけるように出会い、ある時は耳を傾けるように出会う、そうした出会いの親密性の中にあるのです。直接触れている手そのものにも、しばしば強弱を持たせます。この対極の間に流れるような移り変わりがダイナミックに生じることで、呼吸するようなプロセスが生まれ、リズミカルアインライブングという全体性となります。マーガレット・ハウシュカが「音楽的、もしくは色彩的」と呼んだクオリティーがこのようにして生まれるのです。

《諸相》

　コンタクトに入る、あるいはコンタクトを濃密にしてゆく段階では、触れ方の集中度を徐々に強くしてゆきます。それ以上強くすると圧迫されたと感じてしまう直前まで、強さと濃密さを増してゆきます。このようにして至った頂点が転換点（心の中の転換点）です。ここから始まるコンタクトをゆるめる段階では、今度はそれ以上弱めるとくすぐったく、冷たく感じられる直前までコンタクトをゆるめてゆきます。この段階は入る段階よりも必ず長くします。ゆるめる段階の頂点は再び転換点（手技上の転換点）となり、ここからまた新たに入る段階を始めることになります。こうした波がアインライブングの流れの中で繰り返されます。それは手がクライエントの身体に柔軟に適応しながら出会い、出会いを絶え間なく更新してゆく中で行われます〔16ページ参照〕。

《転換点》

　転換点あるいは転換するタイミングは、全てのアインライブングにとって決定的な瞬間です。例えばブランコでは揺れの一つの頂点が転換点となって、動きの方向が正反対になります。アインライブングの全ての頂点もまたひとつの転換点です。つまりたとえアインライブングの動きの流れが中断されることが無くても、異なる強さを持つ新しい段階が始められる前の心の中の短い小休止なのです。〔リズムの練習22ページ参照〕。

《集中力》

　集中力を高めてゆく段階では、施術者は十分な敬意と関心をもって問いかけながらクライエントに向き合います。手で触れつつコンタクトを増しながら身体組織と出会い、手に向かってくる感じや手についてくる感じ、温かさはどうか、肌のきめの細かさや状態はどうかを注意深く感じ取ります。集中力を減じてゆく段階では、施術者は気持ちを緩め、耳を傾けて感じ取ります。身体組織がどう反応しているのか、弾力性や呼吸の様子はどうか、温かくなったかどうかなどです。

《治療的「会話」》

　リズミカルアインライブングを、施術者とクライエントの間に完全な感情移入が生まれる、治療的な会話と見なすことができます。この会話はアインライブングの様々な段階で生じます。そこではそれまでに得られた答えから、新たな問いが生まれます。施術後の安静の間にそれまで受身に見えたクライエントが能動的になり、より完全な答えを与えてくれます。答えは呼吸や表情の変化、腸の音など、身体からやって来るかもしれません。あるいは気配や雰囲気を感じたり、記憶がよみがえったり新しい考えが浮かんだりといった、霊魂の次元で起こるかもしれません。こうした会話が何度も行われることで、その答えはより完全なものとなっていきます。もしリズミカルアインライブングをできるだけ同じ時刻に行うなら、身体はそれをよりしっかりと受け入れることができるようになります。

3）リズムの練習

　ここで紹介する練習を行うと、いつ、どのようにして、タッチのクオリティーがリズミカルに呼吸するようになるかを体験することができます。施術者自身が考えているイメージやそこで体験していることをクライエントの多くが感じていることもまた、非常に印象的です。この練習はパートナー（練習仲間）と一緒に行うのがベストです。交代して行うことで体験を分かち合えるからです。もちろん一人で自分の大腿を使って行うこともできます。

リラックスして腰かけたパートナーに向かい合って立つか腰かけます。パートナーの大腿の両側面に、服の上から大腿ができるだけ中心に来るように手を置きます。練習の間中、手はこの場所に置いておきます。アインライブングを行う人はできる限り脱力しているように心がけます。パートナーがあなたの手を何の抵抗もなく身体から持ち上げて離すことができる位、手も肘も肩関節の力も抜いていなくてはなりません。自分の肘の動きを邪魔しないように、自分の身体とパートナーとの距離を十分に取ります。

《コンタクトを濃密にすることとコンタクトを解くこと》

　まず両手を何度か近づけたり離したりして、コンタクトを濃密にしたりコンタクトを解いたりしてみましょう。コンタクトを濃密にする時にどのくらい強くしたらあなたの力であなたの両手の間にある大腿が変形し、相手が圧力を感じるかを試してみます。またコンタクトが失われて相手が温かさを感じなくなったり置き去りにされたと感じることなく、どこまでコンタクトをゆるめることができるかを試してみます。
　極端にやってみましょう。ここで一体何を体験するでしょうか？リズムやリズムの効果をここでもう感じることができるでしょうか？パートナーはその時どのように感じているでしょうか？

《速度》

　どれくらいの速さでコンタクトを濃密にしたりコンタクトを解いたりすることができるのかは、いつもクライエントとその時に扱われる身体組織とその反応によって決まります。異なった速さでコンタクトを濃密にしたりコンタクトを解いたりしてみてください。どれくらいの速さで行った時にあなたの手の間の身体組織は、最もよくついて来るでしょう？この段階では十分な時間が必要です。あまり速く濃密にしたり弱めたりすると、あなた自身が、また相手も、この動きに心の中でついていくことができなくなってしまいます。二人とも心の中で息切れしてしまうのです。しかし逆にゆっくり過ぎて殆ど立ち往生してしまうと、クライエントはイライラし心の中で取り残されてしまうことになります。
　コンタクトに入ったりコンタクトを解いたりすることを、自分の呼吸のリズムに意

図的に合わせるようにしてはいけません。そうするとあなたのリズムをクライエントに押しつけることになり、アインライブングがなんとなく押しつけがましいものとなってしまいます。しかしクライエントの呼吸のリズムに完全に合わせようとして最初から便乗しようとしてもいけません。それに対してもしアインライブングを行う過程で、あなたの呼吸とクライエントの呼吸のリズムやアインライブングのリズムが同調するようになっていくとしたら、これは良いきざしです。

《集中力》

　コンタクトを濃密にしたりコンタクトを解いたりする時に、どこに注意を向けるかに気をつけていましょう。コンタクトを濃密にする時には、主に相手を感じ取ろうとしているあなた自身の手と、あなたの手に向かってやってくる身体組織に集中しなくてはなりません。コンタクトを濃密にする時の頂点をより良く感じるためには、恐らく上体を少し前傾させた方がいいでしょう。その時にクライエントの上におおいかぶさらないように注意します〔30、44ページ参照〕。コンタクトを解く時はあなたの背後の空間に注意を向けます。あなたのはるか後ろの方に誰か立っていて、とても小さな声で何か大切なことを話しかけていると想像してみてください。そしてあなたは肩甲骨の間にそれを聴くことのできる「耳」を持っているのです。きっとあなたは少しだけ背筋を伸ばすことになります。しかし手には注意を向けたままで、大腿とのコンタクトを失ってはいけません。リズムとその働きを自分で感じることができたら、それを自分の手とクライエントに伝えます。例えば解く段階で、背後の空間に向かって心の中で息を吐くようなイメージを体験することができれば、この瞬間にクライエントも心の中で広がりを感じることができます。それによってクライエントの呼吸はしばしば深まり解き放たれた感覚を得ることになるのです。

《転換点》

　この瞬間に何が起こるのでしょう？コンタクトが最も強く濃密になった時に起こる、心の中での転換においては、受け取ったものを再び手離す用意ができていなくてはなりません。心の中で解き始めた後で、初めて手も実際にコンタクトを解くことができるのです。最もコンタクトをゆるめた時点での転換では、背後の広がりを感じた時に

自分をその中に見失ってはいけません。その空間から新たに入る衝動を、受け取り持ち込まなくてはなりません。こうして初めて手は、再び濃密にコンタクトをとり始めることができるのです。反転のタイミングを意識的に捉える事ができた時、私たちは、クライエントが回復へのきっかけや生気を得たりするような自由な空間を創出できます。

4）練習の次のステップ

　コンタクトを濃密にし、コンタクトを解く、各相での触れるクオリティーについて詳しく説明する前に、リズミカルアインライブングの理解に必要な幾つかの概念を紹介しておきましょう。

《流れ》Strömungen

　私達の身体は全ての身体部分を生き生きとした関係に保っている「生命の流れ（エーテルの流れ）」に貫かれています。この流れの中に私達の手が穏やかに柔らかく入ります。その時に手は「水の上の船のようにできるだけ重さを持つことなく、イメージとしては、舳先の波を追い立てて行くように流れの中に十分入らなくてはなりません」（マーガレット・ハウシュカ）。この波に私達はしばらく寄り添い、最後には身体組織からコンタクトを解く前に、心の中で先へと送り渡します。流れをつかみ先へと送るためには、アインライブングの始まりと終わりはとり分け重要で、それを意識的に形作らなくてはなりません。この流れと結びつくことで、初めて個々の部分アインライブングに全体性を付与することができるのです。

《基準線》Leitlinien

　手は「基準線」に添って入り、この線上でリズミカルな抑揚をつけます。つまりこの線上でコンタクトを濃密にしたりコンタクトを解き始めたりします。マーガレット・ハウシュカは「四肢の基準線は通常筋肉の流れに添っている。もっと言えば人体の芸術的な造形に添っている」と書いています。「生き生きとした流動的な器官から流れ出

したかのような」私達の筋肉はこの流れを教えてくれます。しかしながら腹部や関節のような多くの部位にはこのように導いてくれるような支配的な筋肉はありません。こうしたところでは身体の形やその器官が持っている機能が生み出す方向性をたどります。この本では流れをたどる助けなるよう先ず必ず基準線について述べています。

《入る》Eintauchen

　アインライブングを行う手は様々な形で身体組織に触れます。大事なのは、アインライブングで最初にコンタクトに入る時から、優しくしかし明瞭に、そして決して押しつけず、かといってくすぐったくもならないように行うことです。通常は平らな指の腹か柔らかい手根で入ります。その後徐々により大きな領域で身体組織に触れ、最後はできるだけ手の全体で触れ、柔らかく動きを持って身体の形に寄り添います。
　手で入る動きは自分の大腿で練習することができます。ゆったりと腰かけ、上体を少し前傾させます。平らな指の面と柔らかい手根を交互に使いながら、着衣の上から手で大腿に入ります。徐々にコンタクトを濃密にして手掌全体が均等に大腿に触れるようにします。あなたの手が発する熱の違いに注目してください。中手の下が最大のはずです。

《濃密なコンタクト》Verdichten

　入る時にはコンタクトを濃密にすると共に、触れ方の集中度を必ず増すようにします。自分の大腿でも試してみましょう。前述した練習のように手で大腿に入ります。コンタクトを増しつつ触れる集中度を増します。手の全体を置く時のタッチのクオリティーは、押したり大腿を変形させたりすることなく、濃密で充分なものでなくてはなりません。
　この練習で施術者の手が作り出す着衣のひだが、次第に大きくなっていくことがしばしばあります。アインライブングを行う時には、入る手の前方に皮膚のひだができないように、身体組織を押し動かすことがないように、手が注意深くなり心の中で目覚めているようにします。そうすれば手の下の身体組織がどのようについて来るのかが分かります。それによって身体組織をより良く感じ取り、より良くフィットすることができるのです。

《注意深さを移動させる》

　これから行う練習で、心の中で手に注意を向けるという言葉の意味が明快になり、そのためにどうすれば良いかがわかるでしょう。
　ズボンやスカートにひだを作り、平らに置いた手で押さえつけないようにして真っ直ぐにさすってみてください。あるいは枕かクッションにひだを作ってその上をさすってみます。ひだが手の下を動くようすを、ひだが手の異なる部分に徐々に移動して、注意と目覚めを呼び覚ますのを感じてください。指から始めたり手根から始めたりしながら徐々に密着して大腿に入ります。次々と手の次の部分が触れて行き、最後に手の全体が触れるのを感じます。新しく触れる時には、好奇心に満ちた気持ちで布を感じます。入ろうとする手に身体組織が向かってくるように想像します。向かってくる身体組織を受け取る手が、動きのある器であるかのように心の中で想像してください。特に中手に注目します。手の全ての部分で入った時には、中手の下が最も親密で温かく触れている部分となります。
　このことは手掌全体で関わる全てのアインライブングについて当てはまります。こうした形で手が入る時、中手は身体組織を押すのではなく、吸いつくようなタッチのクオリティーで身体組織をつかみ、それによってクライエントに軽さの体験を与えることができます。

《部分的で濃密なコンタクト》

　例えば背部や頸部に下方向の直線を描く場合、入る手はできる限り短い道のりで、濃密にコンタクトをとるようにします。これを「部分的で濃密なコンタクト」と呼ぶことにします。
　次のような練習でこれを試すことができます。布にひだをつくり、その1～2センチ手前から手で入ります。このひだを感じて注意深くなった手の部分のコンタクトを、もう少し濃密にします。手掌は大腿の上を先へと移動して行きますが、ひだの上の同じ部位でコンタクトを徐々に濃密にし、中手の下でコンタクトが最も濃密になるまで続けます。入った手のコンタクトが頂点を迎えた後には、いつもそうであるように心の中で転換点を迎え、その後初めて解きます。

《解く》Lösen

　通常、解く段階ではコンタクトをゆるめます。いつどの程度手のコンタクトを解くかは、個々のアインライブングによって異なり、各々の術者によっても異なります。タッチは大きな面で行うほど温かいものです。大切なのはまだ触れている手の部分を身体の形に柔軟に対応して添わせていることです。
　この段階の終わりには、例えば温かい円や喘息の直線の時の様にコンタクトをしばしば指の腹まで解きます。この時、私達の心の中の注意深さを、非常に意識的にこの解く部位に向け続けるように、特に気をつけなくてはなりません。そうすることによって、クライエントにとってのタッチの流れの継続性が分断されないからです。この注意深さが軽やかでありながら、しかもくすぐったくないタッチを可能にします。ここで大切なのは、クライエントを「置き去りにすることなくコンタクトを解く」ことです。
　もちろん解く全過程を通して手をずっと置き続けていてもかまいません。コンタクトを解いた状態では、手を軽やかで温かいコンタクトで、しなやかな柔らかい器のように身体に添わせます〔次項参照〕。
　この解く段階では背後に広がる空間へと自分が出むいて行くかのようにイメージします。そこで次の新しい濃密なコンタクトへと手を導くための、衝動を得るのです。この心の中の動きは背後のかなたへと向かう大きな円弧のように体験できます。そして次のクライエントに向かい「入る」段階によって、施術者を交点とした大きな八の字、レムニスカートが形成されます。

《ゆるんだ手》

　次のような訓練で手をゆるめる練習をします。心地よく腰かけた状態から少し上体を前傾させて、服の上から大腿に手を置きます。手掌を下側に向け指は軽く開きます。上腕、前腕、更に肩が緊張するまで、できるだけ強く手を大腿に押し付けます。数秒間筋肉を緊張させたあと、手を大腿から離すことなく徐々にゆるめます。こうしてゆるめた時に生じる軽やかさと脱力感を感じ取って下さい。空いている方の手で置いてある手の上をさすってみます。この手は今では全く平らで弛緩しており、わずかな自重だけで大腿に置かれているのが分かります。もう一方の手を使って置かれている指

を苦もなく少し持ち上げることができ再び放すことができます。肘と肩の関節も弛緩して軽やかになっています。もう一方の手を使って置かれている手の前腕を身体から少し離してみることでこれを試すことができます。離した前腕は自然に戻ってきます。この状態の手をゆるんだ手と呼ぶことにします。この手はどんな体形にも、また指だけしか触れていない時でも、柔らかくしなやかに身体に寄り添うことができます。

《動きの衝動》

　ゆるんだ手を前後に動かします。大腿の上で円を描いたり膝の周りを動かしたりしながらも、同じゆるみ具合を保ちます。大腿の上や膝の周りにゆっくりと均一に流れるような円を思い浮かべます。この流れを心の中で体験して、その流れの中へと手を導き入れます。前腕でこの動きを導いてゆくようにします。力を抜いて泳ぐ時のように肩関節が弛緩しているように気をつけてください。手を自らの衝動で動かさず手首も曲げずに、この動きを完全に弛緩して行います。
　肩甲帯が弛緩していることは全てのアインライブングの前提となります。ですからいつも繰り返しもう一方の手を時々肩関節に当てて本当に弛緩しているか、肩が持ち上がっていないかを確認するようにします。
　アインライブングの動きを心の中で事前に体験し予め捉えることに成功したら手で動きの流れに乗ることができるようになります。この動きを邪魔するような動きを交えずに静かに行うために、手は上腕の延長のようにその方向を指し示すようにします。
　次に手の練習のために、片方の足をもう片方の足の上に乗せて足を組みます。そしてアインライブングする手をゆるやかに流れるような動きで、一方の足からもう一方の足へと移します。十分弛緩していれば苦もなく、つかえることもなく行えます。
　例えばひだの上や骨を横切ってアインライブングする時の障害を、このクオリティーが取り除き軽やかな流れを作るのを助けてくれるのです。

《意識を集中させて描く円》

　施術者が意識を集中させて（注意を向けて）アインライブングを行うなら、全てのタッチはより大きく、より集中したものとしてクライエントに感じられます。そのための練習方法を次に記述します。腰かけた状態で、ゆるんだ手掌を下に向けて大腿に

置きます。手はこの練習の間中その位置に置きます。先ずゆっくりと手の外側へと注意を移動させます。手根から小指の側面を通って小指の先へ、全ての指先を通って母指の先へ、そして母指の側面に添って再び手根に戻ります。注意を向ける全ての場所で、手の下にある身体組織に問いかけるように非常に繊細に触れます。貴方の手は、この円の動きを一緒に行うためにわずかに動きます。この時、手を均一に平らに置いておく必要はありません。こうした意識を集中させて手が描く円を、クライエントは平面的な円としてではなく球として体験します。また身体をより彫塑的に感じるようになります。

5）リズムのイメージ

「ロシアの物乞い女」エルンスト・バーラッハ 1870－1938
イェーニッシュバーグ、ハンブルグ

アインライブングの各段階で、心の中も含めて、それぞれ必要となる姿勢が異なっています。その重要なクオリティーのいくつかを芸術作品を用いて紹介します。

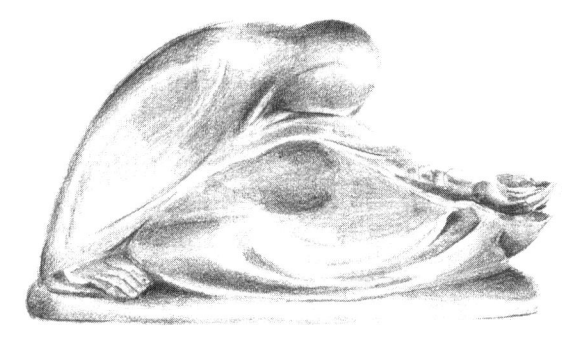

エルンスト・バーラッハの『ロシアの物乞いの女』は、器のように開いた手を彼女には見えない相手に向けて上に向かって差し出しています。もう一方の手は反対の動きのように後ろで支え、身体は後ろに引いています。二つの手の中央には沈められた頭と覆われた顔があります。彼女は人としては後ろに下がっていますが、自分自身の中では安らいでいるように見えます。この心の中の安らぎと落ち着きから、彼女は自分を開き、その手に置かれるであろうものを受け取る用意ができています。彼女の姿勢は願っているのであって、要求しているのではありません。

　この物乞いの女の姿勢は入る段階の終わりをあらわしているように私には見えます。この瞬間の雰囲気を「耳を傾けながら受け取る」と名付けることができます。手は心の中で注意深さと共に入り、その頂点を迎えると、身体組織を受け入れることのでき

る器のようになります。このコンタクトの取り方が自由なものであり、敬虔なものであるために、私達は少し身体を引きながら自分自身の中心に留まらなくてはなりません。

　コンタクトを解く段階に相応しいものとしては、勝利の女神『サモトラケのニケ』を選びました。彼女は真っ直ぐに立ち、自分をしっかりと持って歩みを進めます。彼女の力と決断が、勢いのある衣のひだを形づくります。翼は、彼女の故郷である後方の空間へと開いています。

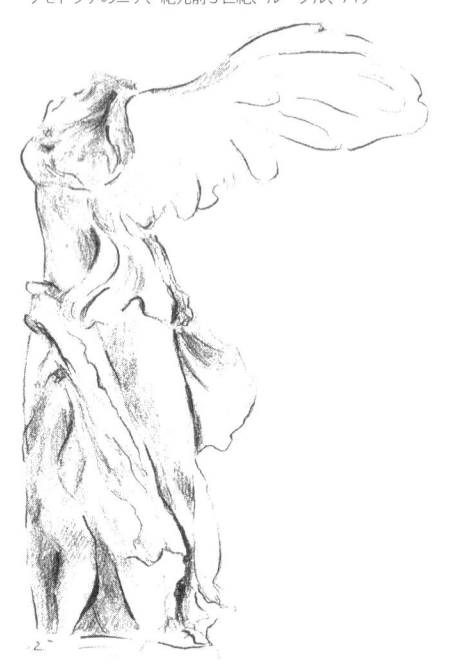

サモトラケのニケ、紀元前3世紀、ルーブル、パリ

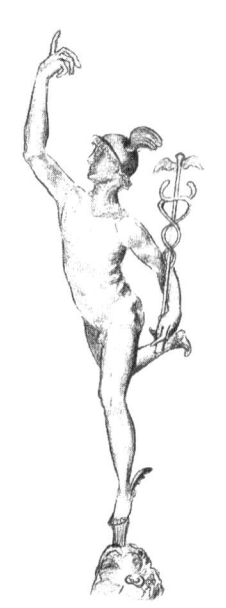

メルクリウスの立像
ジャンボローニャ 1520-1608
フィレンツェ国立博物館

この女神は表面的な転換点の後の瞬間を示しています。私達は完全に広くコンタクトを解いた後で、再び入ろうとする衝動をもってクライエントに向かい、そしてこの広がりから新しい力を持ち込むのです。

　『メルクリウス』（ローマではヘルメス）は神々の使者でした。彼は神々と人間との間の天と地との仲介者でした。ヘルメットに翼を持ち、時には足にも翼が生えています。二匹の蛇が上に向かって巻きついた杖を持っています。二匹の蛇は昼と夜とを、覚醒と睡眠とを表しています。時には一方の色がより明るく他方がより暗くなっています。

　メルクリウスは商人と泥棒の神様で、商売や盗みで余剰と欠乏の調和を図ります。しかし同時に

医術の神でもあります。全ての仲裁や調和をもたらす行為は、人間の中で健康を生み、治癒的に働くからです。この蛇の杖は治療の象徴、アスクレピオスの杖となりました。結び、解き、眠らせ、目覚めさせるために光の神アポロンがこの杖をメルクリウスに与えたとマーガレット・ハウシュカは述べています。

ジャンボローニャのメルクリウスは重みと軽さとの間で、また前方と後方との間で踊っています。杖のまわりの二匹の蛇のように彼自身も自分の直立性の周りを踊っているように見えます。指先に至るまで躍動していながら、その動きの中にバランスを保っています。しかしそれは次の瞬間には再び変化しそうです。このメルクリウスは途上にありつつ留まっていることや、特定の関係を創り出しつつ表現することについて、絶えず秩序づけリズミカルな原理を与えています〔13ページ参照〕。

リズミカルアインライブングの各段階で私達は、自分の中心から繰り返し新しく調和を生み出すことを求められます。それゆえこのメルクリウスを、リズミカルアインライブング全体を通しての私達の姿勢を現す「心の中のイメージ」とすることができます。

5．効果について

1）基本フォルムとその効果

リズミカルアインライブングのフォルムは、円と線、曲線と直線という二つの基本要素が様々な形で組み合わされたものです。円は隔離しようとする性質と包み込もうとする性質とを持っています。始まりも終わりもなく、何時までも続き、まどろませ、穏やかにするような雰囲気を作りだします。直線は反対に目標へと向かいます。はっきりとした始まりと終わりとを持ち、確かな方向性を持っています。こうして直線は人を目覚めさせるのです。

《円》

アインライブングで円という時、それは幾何学的に正確な円ではなく、丸みであり、

丸いフォルムのことです。

　実際に行うフォルム中で最も簡単なものは、片手で行う静かで均一に流れるような円です。これは身体のどの部位にも用いることができます。部位の大きさにより柔らかくなめらかな手掌、指、もしくは指の腹だけを用いる時もあります。使う手の部分が大きくなるほどタッチ（触れ方）のクオリティーは温かく完全なものとなります。このような単純な円は、温め、穏やかにし、心地よくしてくれます。他の要素を加えずに、オイルを塗布したい場合に用いることができる方法の一つです。

　アインライブングを行わないもう一方の手も、クライエントとのコンタクトを保ちます。ハンカチや衣類越しでも構いません。この手はアインライブングを邪魔せずクライエントに負荷をかけることもなく、しかしながら軽すぎて置き忘れられたかのようにならないように身体に置いて下さい。

　リズミカルな抑揚をつけて、つまりコンタクトの親密度を増したりゆるめたりしながら円の動きを行うことで、その部位をより深く温め、弛緩させ、生気を与えることができます。

　さらにその効果を強調して、両手でいわゆる温かい円を描くことができます。しかしそのためには、両手がリズミカルに共鳴し合うように訓練する必要があります。温かい円は関節の周りや腹部に用います。そのほか、緊張や疼痛のあるあらゆる場所に用いることができます。また例えば、褥創予防（Dekubitusprophylaxe）のような生気を与えることが必要な部位、温め弛緩させる必要がある部位に用います。膝のアインライブングをする時に、どのようにして温かい円を描くのかについては59ページに詳述しています。

《直線》

　直線を描く時には、いつも一つの基準線に添って真っ直ぐに軽擦法で描きます。その効果について、マーガレット・ハウシュカは「直線は流動的な人間に対して、何よりも先ず方向性をもたらす力を持っている」と語っています。それは流れを促す必要がある部位、例えば背部や脚に対して行われます。船の舳先に砕けるかすかな波を打ち消して流れを促すために、リズミカルな抑揚（入り－解く）が必ず加えられます。アインライブングの最初にオイルを塗布する時には大抵の場合、基準線に添って直線で行います。この場合も常にリズミカルな抑揚と共に行います。片手だけで直線を描

く時にも、すでに述べたようにもう一方の手はクライエントとのコンタクトを保ちます。

《円と直線》

　一つひとつの円が、長く伸びる円弧によって結ばれることで、円は隣り合って置かれることになり、移動する円が生まれます。この長く伸びる円弧は常に基準線の上にあります。この円弧の直線に近い部分に来るたびにリズミカルな強調を行います。これが方向性を促し、目覚めさせる効果を生みます。続く円は、対象の周りをできるだけ鷹揚にスウィングさせます。それによって身体部位にオイルが十分に行き渡り、温かく包み込みます。個々の円のまどろむような静かな要素を強めたい時には、この円をより長い時間をかけて描くことが必要となります。移動する温かい円とは、隣合って並ぶ温かい円を長く伸びた円弧がつなぐものです〔66ページの図参照〕。こうした方法を例えば大腿や背部に用いることができます。

《タッチのクオリティー》

　リズミカルアインライブングでは、特定の要素を強調することによって触れ方のクオリティーを変え、効果を変化させることができます。移動する円や移動する温かい円のアインライブングを行う場合には、特にこの効果がはっきりします。
　緩やかなゆっくりと息を吐くような曲線を強調することで、包み込むように静かにその部分に働きかける効果を得ることができます。または私達が求めている「船の舳先の波」のイメージで入ることで、より強く流れを促し刺激を与えることができます。リズミカルに呼吸しながら、コンタクトを濃密にしたり解いたりすることに私達が心の中でより注意を払っていることで、（窮屈さや重さを取りのぞき）軽やかに伸びやかに広がるような効果が生みだされます。

2）全般的な効果と適応

　リズミカルアインライブングは人智学から生まれたものです。そのため、その効果と適応は、人智学的人間学の背景のもとでしか理解することができません。次に、理

解の助けとなるような、いくつかの人智学的視点を挙げておきます。

《全般的な効果》

　リズミカルアインライブングはクライエントを十分に温め十分に呼吸させます。緊張した筋肉は弛緩し、臓器の機能には生気が与えられます。リズミカルアインライブングは流れを促すように働きかけます。対象となる部位に生気を与え、停滞を解消します。こうしたことは下方向の直線を描くリズミカルアインライブングの全てに特に当てはまります。

《リズムの力》

　しかし、リズミカルアインライブングの効果は施術した部分に留まることなく、身体全体にも影響します。リズミカルマッサージについて、マーガレット・ハウシュカは次のように述べています。「つまるところ様々な結合と分離から生まれるもの、リズミカルな動きが持つ可能性とは（…中略…）霊魂が身体の中に深く入るように働きかけることであり、あるいはそれらを身体から引き離すことで、崩れたバランスを再び取り戻すことです。このバランスは全般的に崩れることもあり部分的にのみ崩れることもあります。」
　リズミカルマッサージやリズミカルアインライブングによる、結合と分離の繰り返しによって、クライエントの霊魂はその都度身体により深く結びつき、そして再び結びつきをゆるめます。こうして私達は、クライエントに調和をもって揺れ動くリズムの原像を示します。この原像をもとにして、霊魂は施術後の安静の間に自らの調和の仕方を強めたり、新たに秩序立てたりします。そしてクライエントは正しい仕方で身体と結びつき、自分が身体にしっかりと入り込んでいる感覚を得ることができるのです。
　リズミカルに呼吸する動きは特に生命力を活性化します。そのため施術された部分は生気を与えられ、前よりもしっかり、そして軽やかに感じられるようになります。そして生命力の一部である自己治癒力も促進されるのです。

《バランスをとる働き》

　「全般的にバランスが崩れた状態」とは、霊魂が身体に十分に入り込んでいない状態を意味していると言ってもよいでしょう。この状態は例えばめまいや軽い悪心として表れたり、しっかりそこにいない感じとか、フワフワする感じとして感じられたりします。
　「部分的にバランスが崩れている状態」の場合、身体に対する霊魂の関わり方が少なすぎるために、血行が悪くなっていることがあります。しかしまたある部分では、関与が強すぎて身体が分断されてしまうこともあります。こうしたことが、例えば気管支喘息を引き起こします。このような場合には脚をアインライブングします。人智学的人間学によれば、脚と胸部とは関連性があるからです。こうして分断された身体部分の負担を軽減します。私達はこれを、「下方への流れを促す作用（Ableitende Wirkung）」と呼んでいます。
　バランスを取り、秩序を与えるリズムの力によって、人間の中の総てのリズミカルなプロセスが強化され、時には壊れていたものが治癒されます。呼吸と心臓の働きも調和されます。睡眠と覚醒のリズムにも良い影響を与えます。アインライブングは、睡眠障害のある人を弛緩し、鎮静化し、覚醒障害のある人には刺激と活力を与えることができます。

《精神的・魂的領域における効果》

　リズミカルアインライブングは精神的・魂的領域でも心地よさと調和を与えます。クライエントは愛情に満ちていると同時に、注意深く、客観的で、見返りを求めることのない関心が自分に注がれるのを体験します。抑圧や、子ども時代に体験した裏切りのような困難な心的状況にあるクライエントに、新たな信頼を作り出し人間関係を新たに結ぶ力を生み出します。意識的に触れる、というアインライブングのクオリティーは、より良い身体感覚を生み出します。特に身体感覚に乏しい人にとって、このことは非常に重要です。様々な知覚感覚を豊かにし、更に自分自身の身体を受け入れる助けとなるかもしれません。
　しばしばアインライブングの後の安静の間に、何かの雰囲気やイメージや意識の深みからやってくる思考が沸き起こることがあります。これらは強制されたような感覚

で体験されるのではなく、整えられているような感覚で体験されます。しばしばそこから新しい衝動が生まれることもあります。

《適応》

　一般的な身体的ケア、基本的ケア、また多様な訴えや障害に対する治療的ケアとして、様々な形でリズミカルアインライブングを行うことができます。

《禁忌》

　リズミカルアインライブングには、本当の意味での禁忌は殆どありません。しかし例えば炎症や痛みのある部位では、真にリズミカルに呼吸するクオリティーを持つ軽いアインライブングしか許されません。この場合には全く圧力をかけずに、広がりを持たせるように包み込むようにアインライブングします〔タッチのクオリティー 24ページ参照〕。
　またリズミカルアインライブングでは、クライエントが安楽に心地良く感じているかどうかがとても重要です。例えば頻発する片頭痛の場合には、どんなタッチにも感覚刺激にも耐えられません。その様な時はリズミカルアインライブングを行う事はできないのです。湿布や罨法といった他の外的療法の方がより相応しい場合もあります。詳しくは個々の部分で述べます。
　またこのようなリズミカルアインライブングの全般的な効果は、明確な目的を持ってオイルの選択を行うかどうかによっても違ってきます。

3）使用する素材

　アインライブングには、流動性がありすぎて流れてしまったり、硬すぎたりしない潤滑な素材であれば、どんな素材でも使用することができます。できるだけ自然素材から作られたもので、心地よい香りのする素材を使用してください。私達はオイル、軟膏、乳液を使用しています。

《オイル》

　アーモンドオイルやオリーブオイルのようなニュートラルな植物オイルは、長い時間持続して穏やかで温かいおおいを与えてくれます。こうしたいわゆる油脂は、果実や種子から採られたもので、それ自体の内に熱のクオリティーを含んでいます。
　石油から作られるワセリンやパラフィンのような鉱物オイルは、クオリティーが低く、皮膚からは吸収されません。通常市販されている多くのケアオイルやクリームには、多くの場合そうしたものが含まれています。
　私達がアインライブングに使用するオイルは大抵の場合、ニュートラルなオイルが主成分で、それに精油か油性の植物エキスを加えています。それによって特別で異なった治癒効果を目指すことができます。
　頻繁に用いられる調合オイルにソルムオイル（Oleum Solum uliginosum comp.,WALA社）があります。このオイルには、苔エキス（Solum uliginosum）、栗（Aesculus hippocastanum）、スギナ（Equisetum arvense）、ラベンダーオイル（Lavandula angustifolia）が含まれています。これらの要素が、心地よく弛緩させ、芯まで温かく包み込んで、痙攣したり緊張したりする筋肉の痛みを鎮静してくれます。また気候の変動に過敏な場合にも有効です。特に、疲弊して「むき出しで（dünnhäutig）、守られていない（hüllenlose）状態」のクライエントや、重症のクライエント、あるいはターミナル期にあるクライエントに相応しい素材です。

《軟膏》Salbe

　軟膏には、固練状態で塗り広げにくいものが多くあります。私達が良く使う軟膏は、羊毛脂、植物油、蜜蝋、あるいはそれらに類似したもので、温めケアする効果を生みだしてくれます。こうした軟膏をベースに、精油もしくは植物エキスを、そして稀に鉱物も加えます。

■上気道炎のクライエントの胸部アインライブングには感冒軟膏（Erkältungssalben）を用います。この軟膏は身体を温め、去痰し、呼吸を促進し、咽頭刺激を緩和する精油を含んでいます。他にもプランタゴ軟膏（Plantago cmp.Salbeイタ・ヴェーグマン・クリニック医薬品研究所）、プランタゴ気管支軟膏（Plantago Bronchialbalsamヴァラ

社)、あるいはヴェレダ社の気管支炎軟膏などがあります。
■筋肉の緊張や筋違い、慢性リューマチ、あるいは変性関節症には、例えばヴェレダ社のリューマチ軟膏を使います。また市販されているスポーツ軟膏にも温め、痛みを鎮め、腫れをひかせる、抗炎症性作用があります。
■リューマチのアインライブングには、金属を含んでいる以下の軟膏を用います。
■銅軟膏（例えばアンゲントゥムクプルム／Unguentum Cuprum 0.4％）には、温める効果があり、全ての冷えのある部位に用いることができます。
■錫軟膏（例えばアンゲントゥムスタヌム／Unguentum Stannum 0.4％）には、硬化性・慢性・もしくは変性性の病状に効果があり、様々な関節疾患に用いることができます。
■銀軟膏（例えばアンゲントゥムアルゲントゥム／Unguentum Argentum 0.4％）は、身体を構築しようとする力を整え、細菌の繁殖を防いでくれます。
金属軟膏は主に内臓のアインライブングに使用しますが、本書ではこれは取り扱いません。
■化学的作用物質を含んだ軟膏、例えばコルチゾンや抗生物質、あるいは特に、皮膚を刺激する成分を含む軟膏では、ディスポーザブル手袋を装着してリズミカルアインライブングを行います。

《乳液》Emulsion

　乳液はオイルと水を調合したもので、オイルよりもより良く肌をケアし潤いを与えることができるため、乾燥した肌に適しています。ローションやボディミルクのようなものもありますが、これらは水分が蒸発して、初めはひんやりと感じさせるかもしれません。クライエントの状態によって心地よく感じることも不快に感じることもあります。基本ケアにおいては、次に挙げる乳液をよく使用します。

■血栓予防には、ゲラトゥム・ボラゴ・コンプ（Gelatum Borago comp.／イタ・ヴェーグマン・クリニック医薬品研究所）、ヴェナドロン・ゲル（Venadoron Gel／ヴェレダ、スイス）、ヴェレダ・ハウトトニック（WELEDA-Hautotonikum／ヴェレダ、ドイツ）もしくはロチオ・プルニ・コンプ・クム・クプルム（Lotio Pruni comp. Cum Cuprum／ヴェレダ、ドイツ）を使用することができます。これらの乳液に含まれる珪酸（珪砂）

が結合組織を強めて形成力をもたらしてくれます。これに様々な植物成分を加えることでリフレッシュし、冷やし、生気を与え、血行を促す効果をもたらします。

■褥創予防には、ゲラトゥム・ラッパ・コンプ（Gelatum Lappa comp. ／イタ・ヴェーグマン・クリニック医薬品研究所）が適しています。これも同様に珪素成分を含んだベースを持っていて、皮膚を柔軟にし調整することで皮膚に湿潤に対する抵抗力をつけることができます。ヴェレダ・ハウトトニックもこの目的で用いることができます。

《使用する薬草》

　リズミカルアインライブングで使用するオイル・軟膏・乳液に用いることのできるハーブは数多くあります。その中からいくつかをここで紹介しその代表的な効果を挙げておきます。唇形科植物の多くは重要な薬草です。人体の熱プロセスを促す精油を豊富に含んでいる一方で皮膚を軽度に刺激し乾燥させる作用もあります。

ａ）ラベンダー（Lavendula angustifolia）は、鎮静し弛緩し和らげ調和します。神経の使いすぎやいらいら、睡眠障害、しつこい咳、神経性腹痛や生理痛に用います。

ｂ）ローズマリー（Rosmarinus officinalis）は、温め刺激し力づける作用を持っています。例えば朝起きにくい場合や血行障害、あるいは低血圧に用いることができます。

ｃ）メリッサ（Melissa officinalis：西洋山薄荷）は、リフレッシュさせ温め調和させます。生理痛や緊張、気持ちが落ち着かない時に用いることができます。

ｄ）タイム（Thymian vulgaris）は、鎮咳・去痰作用を持ち、急性・痙攣性の気管支炎や百日咳の治癒を助けます。

ｅ）アルニカ（Arnica montana）は、身体の構築力を支えエネルギーを再生し、挫傷（打撲傷）の治癒・神経損傷・安静臥床を必要とするクライエントに効果があります。アルニカ・マッサージオイル（ヴェレダ社）は筋肉を温め活力を与え、また妊娠線を予防します。

f）トリカブト（Aconitum napellus）は、「神経オイル」として神経痛を和らげます。

g）ヨハネスクラウト（Hypericum perforatum）（セイヨウオトギリソウ）は、夏の太陽の暖かさの中で育ち、光と熱とで芯から照らし暖める力を持っています。欝的な気持ちを明るくし、緊張した神経を鎮めてくれます。

h）キャラウェイ（Carum carvi）（ヒメウイキョウ）は、鼓腸や痙攣や腸管周囲の神経の緊張を温めてゆるめます。

i）ローズ（Rosa）（バラ）は花の女王であり、そのオイルはケアし調和させ力づけてくれます。重い病からの回復期やあらゆる虚弱・疲労状態に適しており、乳児や幼児のケアにも重症クライエントやターミナル期にあるクライエントにも用いることができます。このオイルは、重要な決定のようなものも含めた、あらゆる瀬戸際の状況を助ける「境域のオイル」と名づけることができます。

j）コミヤマカタバミ（Oxalis acetosella）は、生命力や構築的な消化活動を強め、神経質で落ち着かない腸の活動を和らげ痙攣を鎮めます。

k）スピノサスモモ（Prunus spinosa）は、生命力を力づけ生気を与え刺激します。その花から得られるオイルは構築力と回復力を支えてくれます。

l）サクラソウ（Primula veris）（きばなくりんざくら）は、筋肉を力づけて構築し、筋力の低下や筋萎縮症、筋肉に関する病もしくはギプスをつけて安静にしていた場合など、筋肉にかかる特別な負担に際して用いられます。イム・プリムラ・コンプ・オレウム（Im Primula comp.Oleum、イタ・ヴェーグマン・クリニック医薬品研究所）あるいはプリムラ・ムスケルネアオイル（Primula Muskelnähröl、ヴァラ社）はこの働きを更に他のハーブで支えています。

m）タバコ（Nicotiana tabacum）は、痙攣を和らげ弛緩させます。

6．実施

　「治療に関係するものは全て技術よりも芸術に近い。しかし全ての芸術の基本にはクリアな技術が必要である」（マーガレット・ハウシュカ）このことは、リズミカルアインライブングにおいては、何を意味するのでしょうか？リズムの法則性を知ることで、リズミカルアインライブングの技術としてリズムを用いることができます。そのために、タッチのクオリティーを共同の練習を通して繰り返し自分自身で体験し、施術できるようにしなくてはなりません。そのようにして、どのような基準線と動きのフォルムが、身体のそれぞれの場所に相応しいのか、そこで何を達成することができるのかを知るのです。これら全てのことは「外面的な技術（テクニック）」に属します。

　アインライブングのクオリティーにとって決定的なのは「内面的な（心の中の）イメージ」であり、この内面的なイメージに従って、アインライブングを行います。これはその人独自のリズム体験〔24ページ参照〕から生じます。それはクライエントに現れて欲しいと願う効果に関係したイメージかもしれませんし、アインライブングを行う身体部位や人間存在の意味に関することかもしれません。あるいはアインライブングのフォルムや動きの流れ、もしくは施術者の手の位置に関するものかもしれません〔動きの衝動について29ページ参照〕。例えば下方向への直線を描くためには手がこれから入ろうとする流れについてのイメージが必要です。これを「内面的な技術」と呼んで良いでしょう。

　リズミカルアインライブングのこうした技術面をクリアにマスターできたら、今度はそれを芸術的に行うことが可能となります。アインライブングを行う人は皆「自分の筆跡」を作ります。自分の筆跡で、リズミカルアインライブングの基本を、クライエントの個々の状況に合わせて創造的に用いることが可能になるのです。例えば傷があっても鬱血した下腿に、通常の基準線に関係なくリズミカルアインライブングを行うことで、循環を促し生気を与えることができるのです。

1）施術者の姿勢

　「姿勢」と言う場合には、もちろん単に外から見える外面的な姿勢や手技的なものばかりでなく、心の中の内面的な姿勢までも含めています。しっかりと立つこと、床にきちんと根を生やすことは、直立するための重要な基礎です。そのために次の練習を十分に行います。

《立つ練習》

　しっかりと立ち、テニスボールか硬いゴムのボールのようなものを床に置きます。片足をこのボールの上に載せ、ボールをよく感じることができるまで強く踏み、ボールの上の足を幾度か前後に動かします。その後、この足をもう一方の足の横に置き両足の違いに注目します。大抵の場合ボールを踏んだ足の方が温かく、まるで接地面が広いかのように太く感じます。今度はもう一方の足でも同じように行って、バランスをとって立つことができるようにします。ボールなどがない場合は、足の裏に意識を集中します。足の裏全体の大きさを感じるために、足の指や足指の付け根やかかとで交互に強く床を踏みます。
　次に自分自身の中に重さの感覚を生み出してみます。そしてこの重さに従って、崩れ落ちるような感じで頭を垂れ、前かがみにしゃがみ込んでみてください。そして、あたかも床から、そして足から直立しようとする力が生じてくるのを感じながら、下から上へ、つまり足首から膝・腰・背骨へとゆっくりと直立し最後に頭を上げます。その時に心の中で両足との結びつきを失わないようにします。
　さてここで全ての筋肉を緊張させます。脚から臀部を経て背部に至り腕と手までが一枚の板のようになるまで。そしてこの緊張を数秒間保った後に、力をゆるめて自分の身体の姿勢に注目してみて下さい。あなたは恐らく直立してはいますが、リラックスして立っています。膝は伸びきることなく幾分ゆるみ、肩も軽く垂れているかもしれません。弛緩して直立しているこの姿勢で、ゆるんだ肩から伸びる手でコンタクトをとり始めます。肩が持ち上がってしまわないように、ベッドの高さが適切なように常に注意して下さい。
　アインライブングを行う身体の部位との距離を、自分の身体や腕を動かすための自由な空間の邪魔にならないように、十分にとる必要があります。離れすぎず近づき過

ぎないような、適切な距離が心の中にも必要です。アインライブングを流動的でフレキシブルな立ち位置で行えるようになるにつれて、私達の身体とクライエントとの距離が適切なものとなっていきます。

《動きやすい立ち方の練習》

　上記のような方法で、リラックスして直立している姿勢をとります。まず両足をくっつけた後、肩幅くらいに開きます。全身を軽く前後左右に傾けたり小さな円を描いたりしてみます。足を軽く開いた方がバランスをより良く保つことができ、より大きく動けます。
　次に片方の足を小さく一歩前に出すと、動きがよりいっそう大きくなります。アインライブングのあいだ、通常私達はベッドに向かって足を軽く開いて立ち、アイコンタクトをとりながらクライエントに接します。重心を前方の足から後方の足へと移して身体を少し前後させることで、クライエントとの距離を調整できます。これを「動きやすい姿勢」と呼びます。背部や脚などを扱う時には、多くの場合、一箇所に立ち続けて行うことはできません。常に適切な距離を保つためには、アインライブングの間に数歩小さく歩くことが必要となります。アインライブングをする手が確かで慣れてくるにつれ、簡単にできるようになります。
　家庭にあるような低いベッドのように、立って行うと緊張してしまう場合には、ベッドに腰かけたり床に膝をついたりして行うこともできます。
　リズムを伝えるために、アインライブングの間、自分独自のリズム体験から自分の身体を揺らすこともできます。入る時には背部が幾分丸まるのと同時に骨盤を後ろへ引くことで自由な空間を確保します。コンタクトを解く時には、広がりを体験しながら再び背筋を伸ばしますが、その時クライエントとのコンタクトを失わないようにします〔リズムの練習22、30ページ参照〕。
　要するにリズミカルアインライブングでは、私達自身の動きが実際の動きと同様に心の中でも求められるということです。そうすることで初めて動きを呼び醒まし、波へと解き放つことができるのです。

２）クライアント

　アインライブングと一緒にクライアントも心の中で動きます。アインライブングに対してクライアントが答えることができるためには、施術に対してポジティブに向き合ってもらうことが絶対に必要となります。タッチのクオリティーやそれに結びついた親密さを、クライアントが無条件に心地良く体験できることが大切です。

　アインライブングと施術後の安静の間は、クライアントはリラックスして心地よく横になるか、腰かけます。アインライブングを行う部位は、安楽な状態に保たれていなくてはなりません。クッションにはもみ殻枕が適しています。中身が詰まりすぎておらず、身体の部位や大きさに応じて折り曲げて調整できるものが良いでしょう。硬いフォームラバー製の膝ロールは、施術後の安静の時などに、膝の下に当てる枕として使うことができます。

　掛物の種類と枚数は状況に合わせます。イタ・ヴェークマン・クリニックでは、クライアントの身体をゆったりと包むことができる大きさの、柔らかく温かい素材（フランネルやタオル地が適している）の布を使っています。施術する部位の掛物は、アインライブングの邪魔にならないよう直前に外し、不必要に施術部位が冷えないようにします。終了後はできれば温めた布で素早く包みこむか上からおおいます。クライアントを包む布や掛物やクライアントの髪や装飾品が、アインライブングを行う手の邪魔をしないようにします。

　リズミカルアインライブングは身体の「熱プロセス」を活性化します。そのため何よりも温かいクオリティーを持った素材を選び、心地よく暖められた部屋で、温かい手でアインライブングを行ないます。アインライブングの間、不要な熱の損失を防いで下さい。たとえば背部をアインライブングする時には、常に衣類や布で腕をおおい、頸部アインライブングでも露出部分に布を掛けます。アインライブングだけではクライアントを十分に温められなかった場合には、終了後に冷たい部位に温かい湯たんぽを置いても良いでしょう。

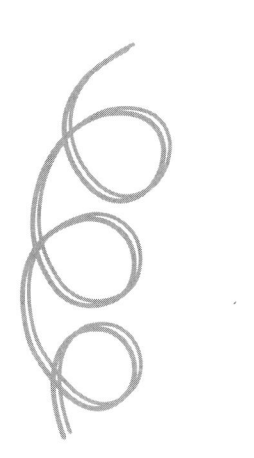

第 2 章

リズミカルアインライブングの実際

１．記述について

　タッチのクオリティーや手順についての一般的な部分については、全て以下の点を前提としています。ここで用いたリズミカルアインライブングに関する専門的な表現や概念を探すには、この本の末尾にある索引が助けとなるでしょう。
　ある一つの雰囲気から出発して、流れるようなリズミカルな動きに行きつくためには、頭だけで考えてアインライブングを行うのではなく、心の中でイメージすることが助けとなるでしょう。ただしここに挙げたイメージは、あくまでも参考のためのものです。アインライブングを行う人それぞれが、自分に合った独自のイメージを持つことがとても大切だからです。
　それぞれのアインライブングに、私の経験をもとに頻繁に適応される状況や、良く使用される素材を挙げています。しかしこれは決してリズミカルアインライブングの効果を網羅するものではありません。
　ここで記述しているアインライブングの所要時間は標準的なものです。その場の状況、目的、使われる素材、皮膚の様子、クライエントの反応といった状況によっていくぶん変化します。大切なのは、私達が施術後の安静の間にクライエントの身体が答えるきっかけをアインライブングによって与えている、ということを常に念頭に置いていることです。
　施術後の安静の時間の長さも、クライエントに合わせるようにします。目覚めさせる効果を狙っている場合や、基本的ケアに組み入れられている場合には、短くすることもできれば全くとらないこともできます。
　アインライブングの図には「外面的な動きのフォルム」が描かれています。個々の円が実際は重なるでしょうし、それで構いません。線の太さは触れるクオリティーの強さを表しています。点線はアインライブングをする手が触れる前、もしくは離れた後に心の中で描く線を表しています。温かい円においては、施術しない方の手が、身体を離れた後で空中に描く線を示しています。

２．下肢アインライブング

　脚は私達を一生の間支え続けます。伸ばした脚は確かで安定した支えであり、私達の身体はその上で背中を伸ばし、自由に動くことができます。脚は強くて重さに耐えられる「骨」からできています。また同様に伸筋がその多くを占め、力強い筋肉群が臀部、腰部から背部まで続きます。足関節、膝関節、股関節が曲がることで足を前に繰り出すことができ、流れるような柔軟で弾力性のある歩行が可能となります。

《流れ》

　下肢アインライブングは中枢方向へもしくは末梢方向へ行うことができます。
中枢方向の下肢アインライブングでは、最初にふくらはぎを中枢方向へ移動する円でのアインライブングを行います。この後大腿に中枢方向の温かい円のアインライブングを行います。最後はいつも足のアインライブングで終わります。
末梢方向の下肢アインライブングでは、通常まず大腿に末梢方向の温かい円のアインライブングを行います。そしてふくらはぎを末梢方向へ移動する円と、下方向に直線を描くアインライブングが続き、最後に足のアインライブングが続きます。しばしば大腿アインライブングを省くことがあります。これは大腿では下へと向かう効果がふくらはぎほど強く感じられないからです。しかし大腿アインライブングは、特に冷えて生気のない下肢に股関節からの熱の流れを促すための助けとなります。
下肢アインライブングの方向と流れは常にクライアントの状況に合わせるようにします。

《効果》

　どちらの下肢アインライブングも、生気を与え、温め、調和を与えるように働きます。中枢方向の下肢アインライブングは、心臓へと向かう流れを促し、静脈の還流を助けます。末梢方向のアインライブングは、反対に動脈の血行を促し、特に下肢を集中的に温めます。それによってこのアインライブングは、身体にしっかりと入っている感じが得られるように、頭部から下方への流れを促すようにと働きます。特に大腿への

アインライブングには、この他にも排泄を促す働きがあります。この効果についてルドルフ・シュタイナーは1920年10月9日に医師に向けて行った講演で次のように述べています。「脚と足を貫く霊的魂的な要素の働きは排泄プロセスと有機的に関係しています。ですから消化プロセスの方向が正常でなくて排泄プロセスが正しく行われないような時には、状況に応じて下肢と足部へのマッサージが何らかの助けとなり得るでしょう」〔上肢アインライブングとの比較82ページ参照〕

《適応》

a）中枢方向の下肢アインライブング

■神経質になっていて足がそわそわとしている感じの時の入眠補助：例えばラベンダーオイル、もしくはソルムオイル
■覚醒補助、静脈還流促進：例えばローズマリーオイルを使用
■知覚障害・麻痺の出現（例えば脳梗塞後）：アルニカオイル、さくら草オイル（Schlüsselblumenöl）もしくはスピノサスモモ花オイル（Schlehenblüetenöl）（健側の脚にも行います）
■長時間の立位や座位、もしくは妊娠によって疲労して重く腫脹した脚（静脈循環の停滞）、臥床中、あるいは運動制限のある人の血栓予防：クライエントの状況に応じて、例えばローズマリーオイル、もしくは適切な乳液〔使用素材37ページ参照〕の使用

b）末梢方向の下肢アインライブング

■心の中で葛藤がある時の入眠補助、どちらかといえば思考に偏りがちな人、もしくは乗り越えがたい不安、あるいは思考の袋小路にいる人、神経質になっていて足がそわそわとしている感じの時の入眠補助：例えばラベンダーオイル、もしくはソルムオイルを使用
■動脈血行障害、覚醒補助：例えばローズマリーオイルを使用
■糖尿病、もしくは多発性硬化症、臀部の術後に起こるような生気がなくて冷たい脚：状況によってローズマリーオイルかラベンダーオイルを使用
■例えば頭痛、喘息、腹部膨満や上腹部痙攣のような胃部症状、高血圧などの様々な

疼痛や症状の軽減：状況によってローズマリーオイルかラベンダーオイルを使用

《全ての下肢アインライブングにおける禁忌》

■下肢の皮膚損傷や滲出性皮膚疾患。

《注意》

■膝関節・足関節の急性炎症、強度の疼痛
■静脈疾患（例えば血栓症）、強度の静脈瘤、硬化性あるいは炎症性静脈瘤
■腹水や鼠径リンパ節の腫張による下肢の強度の鬱滞

　このような場合には、非常に軽やかに包み込むように広がりを持たせるようにアインライブングを行います〔タッチのクオリティー 34ページ参照〕。クライエントはタッチのクオリティーを心地よく感じなくてはなりません。
　静脈炎もしくは静脈内血栓症の場合には、湿布のような他の外的療法による治療効果の優位性についても検討します。
　動脈の血行障害には、末梢方向の下肢アインライブングを行います。これを施術者が行えない場合、中枢方向のアインライブングを行ってもよいでしょう。ただし包み込むように広がりを持たせるように行うだけで、決して上方への流れを刺激してはいけません。静脈鬱血の時の末梢方向のアインライブングでも同様です。

《所要時間》

　下肢アインライブングの所要時間は5分間程度。

《施術後の安静》

　状況に応じて10～20分間。

３．ふくらはぎアインライブング

右下肢の筋肉を
後ろから見たところ

　下肢の裏側にあるふくらはぎは、動物には見られない典型的な人間的な筋肉です。神話やメルヘンに登場する悪魔にはふくらはぎがなく、馬のような脚をしています。ゲーテの『ファウスト』のメフィストフェレスは悪魔だと悟られないように、ふくらはぎに何かを巻きつけていたに違いありません。ふくらはぎの主要な筋肉は双頭の腓腹筋で、アキレス腱で踵骨にコンタクトしていて、次にふたつのふくらみに分かれ、その後どちらも大腿骨へとつながります。

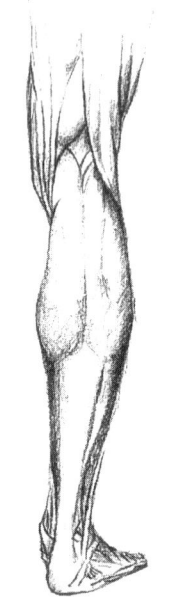

１）中枢方向のふくらはぎアインライブング

《概要》

　ふくらはぎを、片手で上方へ移動する円を描きながらアインライブングします。ふたつのふくらみを持つ腓腹筋は、２本の基準線を持っています。両手を交互に用いますが、順序は自由で構いません。アインライブングをしていない方の手は、いつも下肢のどこかに置いておくようにします。

《イメージ》

　入る時の手は、ふくらはぎの筋肉を受けることができるように上に向けて開いた器を形づくります。この位置でのこうした動作により、すくうことのできるたくさんの水は、続くコンタクトを解く段階でふくらはぎの内側や外側を下向きに流れます。

《適応》

　ふくらはぎアインライブングは一般的に下肢アインライブングと共に行い、単独で行うことは稀です。

《クライエントの体位》

　クライエントは仰臥位になります。ふくらはぎの筋肉が膝窩までできる限り自由になるように、アインライブングを行う大腿の下にクッションか膝ロールを置いて高くします。

《施術者の位置》

　施術者はアインライブングを行う側のベッドサイドに動きやすい姿勢で立ちます。

《オイルの塗布》

　ふくらはぎの左右にある基準線を、左右の手で1回ずつたどりオイルを皮膚に載せます。

《アインライブング》

　アインライブングを行う手の平らな指の腹でアキレス腱の付け根に入ります。基準線に添って徐々にコンタクトを増しながら移動し、最後には手の全体がひとつの器のようにふくらはぎの下に接しているようにします。この時、中手部分で最も濃密なコンタク

ふくらはぎの筋肉への最も濃密なコンタクト

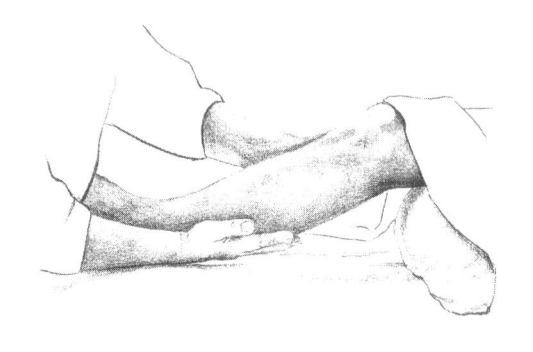

トをとります。入る全過程で手掌を上方向（回外位）に保ちます。ほとんど肘がベッドに触れる位に手と前腕は水平に保たれています。

心の中でコンタクトを解き始めた後でも手は、徐々にコンタクトを解きながら基準線をそのままもう少したどります。そしてふくらはぎの外側もしくは内側に一定の勢いを持って柔らかく円を描きます。

その円から再び基準線上の円の出発点に戻ります。基準線上で再び手はふくらはぎの筋肉に入り、上に述べた方法で短く同時に抑揚をつけた直線を描き、次のゆるんだ円へと移行します。下腿の長さにもよりますが2〜3の円を描きます。

終わりに最後の円の後でもう1回基準線に短く抑揚のある（入り−解く）直線を描き、膝窩で皮膚とのコンタクトを解きます。その時流れを大腿の方向へと向かわせます。

下肢の円を解く時の手

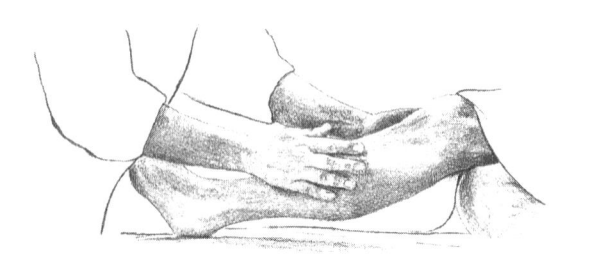

ふくらはぎアインライブングの図（中枢方向）

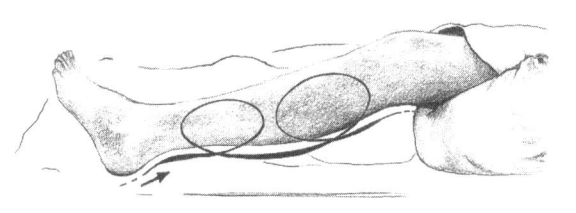

《回数》

通常このアインライブングは合計5分間ほどで行います。左右の手で2〜3回ずつ、また状況に応じてそれより多く行います。全身アインライブングの一連の流れの中で行う時には1〜2回行います。

<u>クライエントの足や脚が冷えていて、アインライブングをしても、十分に温まらなかった時は、足先や、状況により脚の脇にいくつか湯たんぽを置きます。</u>

《施術のバリエーション》

　簡単なバリエーションとして、上述したオイルを塗擦しながら２本の基準線に添って繊細に抑揚をつけた直線を描きます。特に静脈還流を促す必要がある時には何回かの直線を加えます。特に冷たく生気のない脚には、アキレス腱の辺りに指を使って小さな円をいくつか描きます。ふくらはぎは両手でアインライブングしても良いでしょう。その場合は、両手は並べてあるいは最初は重ねて２本の基準線に同時に触れ、その後ふくらはぎの外側か内側になめらかでゆるやかな円を描きます。

２）末梢方向のふくらはぎアインライブング

《概要》

　ふくらはぎに片手で末梢方向に移動する円を描くか、下方向の直線を描いてアインライブングします。基準線は腓腹筋を貫く中心線です。これはストッキングを履いた時の後ろ側の縫い目に当ります。古い洋画で見られるように昔のストッキングには脚の真後ろに縫い合わせた直線のラインがありますが、ここではそれを指しています。両手を交互に用いますが順序は自由です。アインライブングをしていない方の手も、いつも下肢に置いておきます。
　流れを末梢方向へ導く効果は、円よりも下方向の直線を描く場合の方が強く直接的です。クライエントはしばしば円をその後に続く直線に「集中してついて行く」ための導入として体験します。

《イメージ》

　入る時の手は、ふくらはぎの筋肉を受けることができるように上に向けて開いた器を形づくります。この位置でのこうした動作により、たくさんの水をすくうことができ、続くコンタクトを解く段階でふくらはぎの内側や外側に下向きの流れを送ることができます。ストッキングの縫い目に添った動きを強調することで、クライエントに「中心」について語りかけることになります。またクライエントの躯幹からつながっている流

れに膝窩から入って足まで導き下ろすことで、クライエントの「足を地につける」ことができます。

《適応》

　ふくらはぎは一般的に下肢アインライブングと共に行い単独で行うことは稀です。

《クライエントの体位》

　クライエントは仰臥位になります。ふくらはぎの筋肉が膝窩までできる限り自由になるように、アインライブングを行う大腿の下にクッションか膝ロールを置いて高くします。

《施術者の位置》

　施術者はアインライブングを行う側のベッドサイドに動きやすい姿勢で立ちます。

《オイルの塗布》

　ふくらはぎの左右にある基準線を、左右の手で１回ずつたどりオイルを皮膚に載せます。

《アインライブング》

　ａ）直線　（abstriche）

　柔らかくしなやかに寄り添うように中手で膝窩に入り、大腿からの流れを捉えます。コンタクトは基準線に添って徐々に強まり、ふくらはぎの３分の１のあたりで最大となります。心の中でコンタクトを解き始めた後で捉えた流れを、はっきりとした意識と心の中での確かさを以って踵骨（かかと）へと導きます。同時に徐々に指でコンタクトを解きます。踵骨部でコンタクトを離す時は、流れをその先へと送り届けます。

この動きの間いつも手の平を上方向（回外位）に保ちます。手は基準線に対して少し傾けます。ほとんど肘がベッドに触れる位に手と前腕を水平に保ちます〔ふくらはぎの筋肉への最も濃密なコンタクトの図52ページ参照〕。

　膝窩に触れる時中手は、できる限り素早く十分なコンタクトを得ます。そうすると最初からクライエントに私達の「存在」を感じさせることができます。

b）円

　柔らかくしなやかに寄り添うように中手で膝窩に入り、大腿からの流れをとらえます。基準線に添ってコンタクトを徐々に濃密にします。コンタクトを濃密にしてゆく過程では手は上述のように回外位をとります。心の中でコンタクトを解き始めた後で、徐々にコンタクトを解きながら、その基準線をそのままもう少したどります。そしてふくらはぎの外側もしくは内側に一定の勢いで円を描き、再び基準線上の円の出発点に戻ります。

　円を描くときは非常に軽やかでコンタクトをゆるめていなくてはなりません。
そうでないとクライエントは上にずらされるように感じてしまうからです。

　クライエントの下肢の長さにより２～３の円を描きます。最後にもう１回基準線上で短く抑揚のある（入り－解く）直線を描き、捉えた流れを心の中で先へと送り届ける気持ちでかかとでコンタクトを解きます。

《回数》

ふくらはぎアインライブングの図（末梢方向）

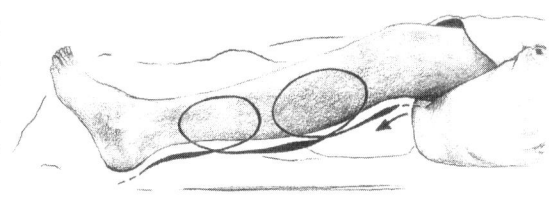

　合計５分間ほど行われる下肢アインライブングの中で円と直線を何回行うかは状況によります。全身アインライブングの一連の流れの中で行う時には円のアインライブングをそれぞれの手で１～２回行い、場合によって２～３回の直線を加えます。

　クライエントの足や脚が冷えていてアインライブングをしても十分に温まらなかった時は、足先や状況により脚の脇にいくつか湯たんぽを置きます。

《施術のバリエーション》

　特別に冷たく生気のない脚に対しては、アキレス腱の周辺に指の腹で小さな円を何回か描いても良いでしょう。

４．膝のアインライブング

　膝関節は、大腿と下腿とを結びつけています。多くの腱、側副靭帯、十字靭帯におおわれています。前方では膝蓋骨が靭帯の中に埋め込まれており、関節が負担を受けすぎないようにしています。膝関節は最も複雑な関節の一つで最も重要な関節です。動く能力を保つためには常に動かされ続けなくてはなりません。
　マーガレット・ハウシュカの協働者の一人だったウズラ・デ・クロイターは、膝関節やその他の丸い関節（例えば肩関節や股関節）のことをハウシュカが彼女の講座や講演で「太陽の場所（Sonnenorte）」と呼んでいたと伝えています。中世の多くの彫刻では、関節の周り、特に膝関節の周りの衣服に多くの螺旋形や円形のひだが見られます。
　私達はしばしば祈りの際にひざまずきます。ひざまずくのは高い権威を前にすすんで自らを低くする行為です。

《概要》

　膝蓋骨には触れず両手で膝関節の周りに温かい円を描きます。クライエントに近い方の内側の手は、先導する手として常にクライエントの皮膚とコンタクトを保つようにします。もう一方の手は、一時的に膝から離れて空中で円を完成させます。

■**正しい円の方向**
　膝の内側には縫工筋があり、大腿の上を斜めに横切り股関節に繋がっています。このスタート地点に先導する手が入り始めます。しばしばこの内側は水分の鬱滞のために軽く膨らんでいることがあります。縫工筋への流れを促すことでこの「小さな袋」を軽くするために右膝は反時計回りに、左膝は時計回りにアインライブングします。

《効果》

　このアインライブングにより膝関節は十分に温められ生気を与えられます。

《イメージ》

　膝蓋骨の周りに平らな温かい円を描くのではなく、両手で膝関節の周りに温かい球を描きます。最もコンタクトが濃密になる時、関節を圧縮するのではなく、幾分か天の方向へと、軽さへと持ち上げるようにします。このアインライブングにより膝は「温かい帽子」をかぶせられます。コンタクトを解く段階では、まず指の腹が、続いて人差し指が帽子の縁をたどり、注意深く目覚めていてこれを感じているようにします。両手は惑星が太陽の周りを回るようにこの「太陽の場所」の周りを回ります。あるいは中世の彫刻に多く見られる膝周りの衣のひだのように回ります。

《適応》

■変形性関節疾患（関節症など）、慢性関節炎、リューマチ症状、術後の疼痛・腫脹、あるいは挫傷、天候によって引き起こされる疼痛：クライエントの状況に応じて例えば錫（すず）軟膏、ヴェレダ・リューマチ軟膏、ソルムオイル、アルニカ軟膏、もしくはアルニカオイル、ヨハネスクラウトオイルもしくはスポーツ軟膏を使用します。
■大腿アインライブングの初め、状況によっては最後に行います。

《禁忌》

■皮膚損傷や滲出性皮膚疾患が、膝周辺にある場合

《注意》

■膝関節の急性炎症や疼痛
　このような場合には、非常に軽やかに包むように広がりを持たせるようにアインライブングします〔タッチのクオリティー34ページ参照〕。クライエントはタッチのク

オリティーを心地よく感じなくてはなりません。

《クライエントの体位》

　クライエントは仰臥位になります。アインライブングを行う膝の下に小さな枕を置いて少し高くします。このアインライブングは状況に応じて座位で行うこともできます。

《施術者の位置》

　施術者はアインライブングを行う側のベッドサイド、もしくはクライエントの脇に動きやすい姿勢で立ちます。

《オイルの塗布》

　最初の温かい円を描く時にオイルを両手で皮膚に載せます。

《左膝》

　右膝に対しては、以下の手順を左右反転して行います。以下の説明に当たっては、膝蓋骨を中心に時計の文字盤のイメージを想定することで描写の助けとしています。以下では温かい円について詳細に述べます。

《アインライブング》

ａ）入る段階

　左手の平らな指の腹を７時の地点に、右手は弛緩した手根部を１時の地点に置いて始めます。この開始時の状態は図の中に矢印で描かれています。
　左手は手全体が膝関節にしなやかに寄り添うように密着するところまで徐々にコントクトを増して入ります。最もコンタクトが濃密になるのは９時の地点の中手においてです。

右手もこの時同様に移動しなから入り、膝関節の脇で完全にしなやかに寄り添うように密着します。右手のコンタクトが最も濃密になるのは３時の地点の中手においてです。この時両中手は十分で、かつ、柔らかいコンタクトを保ちながら膝関節の両側に位置し、温めようとしている膝関節を非常にはっきりとした意識の中で体験します。

左膝の温かい円に入り始める段階

b）コンタクトを解く段階

　この最高点での意識の中でコンタクトを解き始めた後で、弛緩した手指でそのまま左手は関節球の周りを３時の地点まで一定の勢いで移動します。この時左手は「帽子の内部」に留まっています。その後、平らな指の腹だけになるまで徐々にコンタクトを解き、７時の地点で完全にコンタクトを解きます。この間、常に手首の関節は屈曲することなく、およそ２時と８時を結んだ同じ方向を向いています。右手は最高点を迎えた後、意識の中で解き始めて５時の地点まで移動し、指の腹だけが接触している位までコンタクトを解きます。そこで右手は、膝関節から離れ円を空中で完成します。

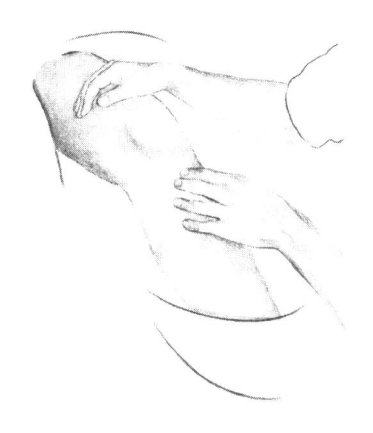

左膝での最も濃密なコンタクト

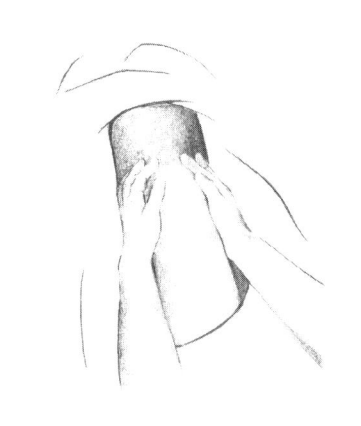

c）次に入る段階

　７時の地点で再び入る過程を始めるためには、左手は方向を変えなくてはなりません。弛緩したまま肩から、手と前腕を指が次に入り始める方向である８時に向かって

回転させます。こうして回転する間、心の中では完全にコンタクトを解いてはいても、手は膝とのコンタクトを失いません〔手を離すことなくコンタクトを解く28ページ参照〕。こうして左手はここで新たに入るプロセスを始めることができます。

　左手と同時に右手も手根で1時の地点で柔らかく入り始めます。

　膝のアインライブングは、最後の温かい円がコンタクトを解く段階で終了します。右手が5時の地点で身体からコンタクトを解くと同時に、左手も11時の地点で膝からコンタクトを解きます。

　あるいは左手は円を最後まで描き終えて、7時の地点で身体とのコンタクトを解きます。

　温かい円を描く時は常に両手は円を挟んで対極に位置します。このことは関節の両側で最もコンタクトが強くなった時に特に顕著に現れます。

膝のアインライブング（左）

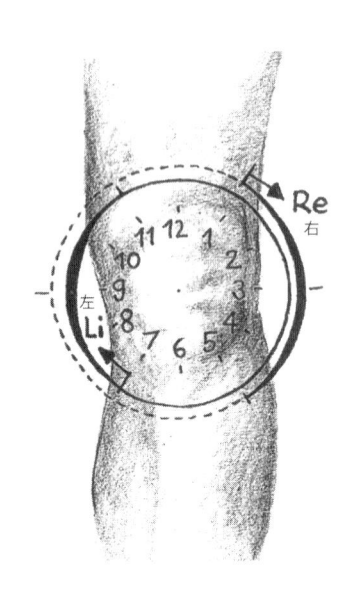

《所要時間》

　膝のアインライブングは、各々の脚に1～2分間行います。大腿のアインライブングの開始もしくは終了の時には温かい円を2～3回行います。

《施術後の安静》　　状況に応じて10～15分間。

《施術のバリエーション》

　アインライブングを簡略化した方法として、膝関節周りの片手での円があります。円の方向は上述の方向と同じで、触れ始めるのは膝関節内側の縫工筋の始まりからです。この時も膝を「球状に」アインライブングします。

5．大腿アインライブング

　大腿骨は人体の中で最大最強の骨です。その骨頭は股関節で骨盤とコンタクトし、そのことで躯幹とつながっています。大腿骨は力強い筋肉群によって包まれています。アインライブングに際して重要な筋肉は、脛骨から大腿の前面を通って骨盤に延びる大腿四頭筋、膝の内側から股関節にかけて斜めに延びる縫工筋です。

《流れ》

　大腿は膝から股関節にかけて上方へ移動する温かい円で、あるいは股関節から膝へかけて下方へ移動する温かい円でアインライブングします。

《効果》　　大腿アインライブングには排泄促進などの効果があります。

《適応》

■慢性便秘における朝の排便促進、出産における陣痛促進：この場合、コンタクトの濃密な頂点に続いてコンタクトを十分に解くことを意識的に行うことがとても大切であり、特に強調して行います。使用するオイルの種類は重要ではありません。
■夜尿症の子どもに対してはヨハネスクラウトオイルを用いて夕方に行います。
■下肢アインライブングの一部として行います。

《禁忌》

■大腿に皮膚損傷や滲出性皮膚疾患がある場合

《注意》

■前駆陣痛
■大腿の静脈性疾患（静脈血栓症、血栓性静脈炎）、場合により強度の静脈瘤、硬化性、

あるいは炎症性静脈瘤

■腹水症などに起因する下肢の強度鬱血、あるいは鼠径リンパ節の腫脹：このような場合には、非常に軽やかに包み込むように広がりを持たせるようにアインライブングを行います〔タッチのクオリティー34ページ参照〕。クライエントはタッチのクオリティーを心地よく感じていなくてはなりません。

　静脈炎もしくは静脈内血栓症の場合には、湿布のような他の外的療法による治療効果の優位性についても検討します。

　動脈性血行障害の場合には、末梢方向の足のアインライブングを行います。施術者がこれを行うことができない場合には、中枢方向の足のアインライブングを行っても良いでしょう。ただし、包み込み広がりを持たせるようにだけ行い、決して中枢方向への流れを促すようには行いません。

《所要時間》

　個々の大腿アインライブングは２〜３分間行います。５分間ほど行う下肢アインライブングの中で、何回行うかは、クライエントの状況によります。全身アインライブングの一連の流れの中で行う時には、１〜２回行います。

《施術後の安静》　　状況に応じて　10〜20分間。

１）中枢方向の大腿アインライブング

《概要》

　できるだけ大腿全体を包み込むように、両手で上方へ移動する温かい円を描きます。円の方向は膝と同方向です。クライエント側にある内側の手は導く役割を持つ手で、常に皮膚とのコンタクトを保ちます。基準線は縫工筋に添っています。外側の手は、外側の基準線によって膝の外側から座骨方向へと導かれます。

《イメージ》

　心の中でのイメージとしては、大腿アインライブングでも球のイメージが助けとなります。コンタクトが最も濃密な頂点を迎えた時には、両手は大腿で向かい合って位置し大腿四頭筋をサンドイッチのように両側から包んでいます。

《クライエントの体位》

　クライエントは仰臥位になります。アインライブングする下肢の膝と下腿の下に枕を置いて足を少し高くします。

《施術者の位置》

　施術者はアインライブングを行う側のベッドサイドに動きやすい姿勢で立ちます。

《オイルの塗布》

　２本ある基準線を両手で１回たどり、オイルを直線で皮膚に載せます。

《左の大腿》

　右の大腿については、以下の手順を左右反転して行います。図では導く役割を持つ左手の動きを、内側を走る円の線で示しています。温かい円については膝のアインライブング〔59ページ参照〕に詳しく述べています。

《アインライブング》

　両手で膝蓋骨の周りに２～３回の温かい円を描きます。入り始める箇所は図に矢印で示しています。その後、実際の膝蓋骨から大腿を手の幅ほど中枢方向に行った場所に、第二の空想上の膝蓋骨を思い浮かべます。これが次に描く温かい円の中心点となります。

a）最後の膝の温かい円からコンタクトを解く段階

　濃密なコンタクトの頂点を迎えた後で心の中でコンタクトを解き始めた左手は、緊張のないゆるんだ指で、大腿にある第二の空想上の膝蓋骨の温かい円の始まりである7時の地点まで、円弧を描いて移動します。右手はコンタクトをゆるめながら5時の地点まで移動します。そこで膝の温かい円から離れ、大腿にある第二の空想上の膝蓋骨の1時の地点にある温かい円の始まりまで、空中を長く延びた円弧で移動します。

b）次の大腿での温かい円のために入る段階

　新たに入る方向へと手の角度を変えた後、左手は先程と同様に平らな指の腹で7時の地点で入ります。この後は9時の地点で大腿での濃密なコンタクトの頂点を中手で迎えるまでの長い「入る」道のりとなります。すでにこの温かい円の始まりにある右手は、柔らかい手根で1時の地点で入り、3時の地点でコンタクトの頂点を中手で迎えます。この瞬間の両手の間には大腿と大腿四頭筋があります。

c）コンタクトを解く段階

　心の中でコンタクトを解いた後、左手の緊張のないゆるんだ指で、7時の地点まで円を描きます。右手はコンタクトをゆるめながら5時の地点まで移動し、そこで身体組織を離れ、再び空中に長い円弧を、次の温かい円の始まりである1時の地点まで描きます。

d）次に入る段階

　先程と同様に左手は7時の地点で手の角度を変えた後、新たなコンタクトに入り始めます。右手は1時の地点で入り始めます。このように膝関節からはじまって3〜4回の温かい円が描かれます。股関節の領域は冷えていることが多いため、最後の温かい円はできるだけ股関節近くで描きます。

e）終了

　終了は最後の温かい円からコンタクトを解いた時点となります。右手は５時の地点で身体組織からコンタクトを解きます。左手は股関節の方向へ短く抑揚のある（入り－解く）直線で移動し、体幹に向けて流れを送った上で初めて皮膚からのコンタクトを解きます。或いは両方の手が３時の地点と９時の地点で向かい合ったところで短く小休止して手をゆるめ、その後基準線に添って座骨、もしくは股関節の方向に両手で一緒に短く抑揚のある（入り－解く）直線を描きます。このバリエーションは図には示してありません。

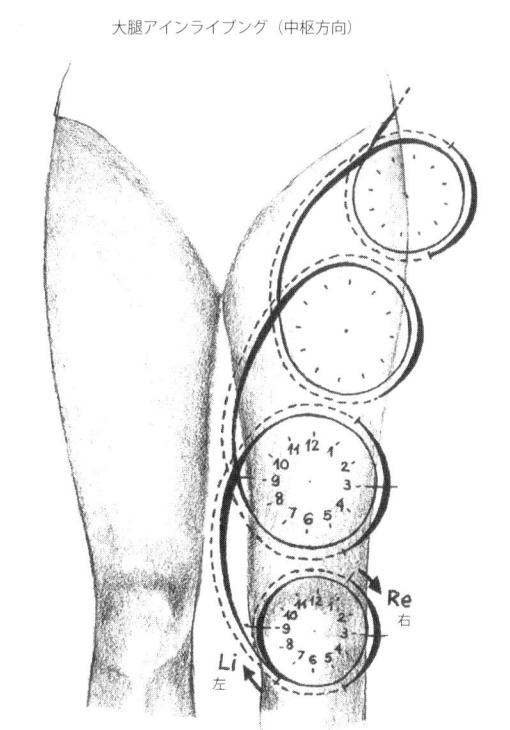

　大腿をしっかりと良く捉えることができるように、右手は大腿の下側へと、できるだけ大きな振り幅で円弧を描きます。大腿内側の大腿三角部分はプライベートな部位であるため、アインライブングしている手で触れないようにします。

《施術のバリエーション》

簡単なバリエーションとして、両方の基準線に添って優しく両手で抑揚のある（入り－解く）直線を描き、上述したオイルの塗布を行うことができます。股関節の領域がとても冷たい場合、この場所で温かい円を何回か描くことができます。

2）末梢方向の大腿アインライブング

《概要》

　両手で股関節から膝にかけて、末梢方向の温かい円を描きます。円の方向は膝と同方向です。クライエント側にある内側の手は導く役割を持つ手であり、常に皮膚とのコンタクトを保ちます。基準線は縫工筋に添っています。外側の手は外側の基準線に添って座骨から膝の外側の方向へと導かれます。この基準線に添って1つの温かい円を描く中で、リズミカルに2回末梢方向を強調します。

《イメージ》

　心の中でのイメージとしては、大腿アインライブングでも球状のイメージが助けとなります。コンタクトが最も濃密な頂点を迎えた時には、両手は向かい合って位置し、大腿の大腿四頭筋をサンドイッチのように包んでいます。

《クライエントの体位》

　クライエントは仰臥位になります。アインライブングする下肢の膝と下腿の下に枕を置いて足を少し高くします。

《施術者の位置》

　施術者はアインライブングを行う側のベッドサイドに動きやすい姿勢で立ちます。

《オイルの塗布》

　2本ある基準線を両手で1回たどり、オイルを直線で皮膚に載せます。

《左の大腿》

　右の大腿については、以下の手順を左右反転して行います。図では導く役割を持つ左手を、内側を走る円の線で示しています。温かい円については膝のアインライブング〔59ページ参照〕に詳しく述べています。

《アインライブング》

ａ）股関節上における温かい円で、最初に入る段階

　股関節の領域は冷たいことが多いので、最初の温かい円はできるだけ股関節の近くで行います。左手の平らな指の腹で７時の地点に入ります〔矢印で図示〕。コンタクトを徐々に濃密にしながら左手は９時の地点まで進み、コンタクトの頂点を中手で迎えます。右手は柔らかい手根で１時の地点に入ります〔矢印で図示〕。右手はコンタクトの頂点を３時の地点で、中手で迎えます。
　<u>右手は温かい円を描くたびに、意識的に流れを促進するような衝動を持って入って構いません。</u>

ｂ）コンタクトを解く段階

　心の中でコンタクトを解き始めた後、左手は緊張のないゆるんだ指で、円の出発点である７時の地点まで戻る円弧を描きます。円の最後の部分では、平らな指の腹だけが触れるところまでコンタクトを解き、その頂点を迎えます。右手は指の腹までコンタクトを減少させながら５時の地点まで移動します。そこでクライエントの身体から離れ、空中の１時の地点で円を完成します。

ｃ）２番目に入る段階

　全ての温かい円と同様、新たに円に入るために、左手は手の角度を変えます。そうして先行する温かい円と同様７時の地点で入り、コンタクトを徐々に濃密にしながら９時の地点でコンタクトの頂点を迎えます。右手は１時の地点から入りはじめ、３時

73

の地点でコンタクトの頂点を迎えます。

d）２番目のコンタクトから解く段階

　心の中で解き始めた後、左手は上側の円弧から末梢方向にある次の円の７時の地点まで、長く延びた円弧を描きます。この長い円弧をたどる途中で大腿外側の基準線に至った時、もう１回抑揚のある（入り－解く）短い直線を描きます。右手は先程と同様に３時の地点でコンタクトの頂点を迎えた後、５時の地点まで徐々にコンタクトをゆるめながら進み、身体から離れ、空中の１時の地点で円を完結します。

e）次の温かい円ために入る段階

　全ての温かい円と同様入る過程を両手で始めますが、その新しい入る出発点は、今度は次の別の円にあります。すでにこの次の温かい円に到達した左手は、そこで７時の地点に入り、９時の地点でコンタクトの頂点を迎えます。右手は、今度は入る為の長い道のりをたどります。上の円の１時の地点で始めますが、コンタクトの頂点はこの温かい円の３時の地点で迎えます。両方の手は、この温かい円を中心に向かい合っています。このようにして３～４回の温かい円を描きます。最後に膝関節の周りに２～３回の温かい円を描きます。

f）終了

終了は最後の温かい円からコンタクトを解いた時点となります。右手は全ての温かい円と同様に、５時の地点で膝からコンタクトを解きます。その後左手は膝の外側で最後の短く抑揚のある（入り－解く）直線を描いた後、やはり５時の地点で身体からのコンタクトを解きます。
　<u>大腿を大腿四頭筋でしっかりと良く捉えることができるように、右手は大腿の下側へとできるだけ大きな振り幅で円弧を描きます。大腿内側の大腿三角部分はプライベートな部位であるため、アインライブングしている手で触れないようにします。</u>

《施術のバリエーション》

　簡単なバリエーションとして両方の基準線に添って優しく両手で抑揚のある（入り－解く）直線を描き、上述したオイルの塗布を行うことができます。股関節の領域がとても冷たい場合、この場所で温かい円を何回か描くことができます。

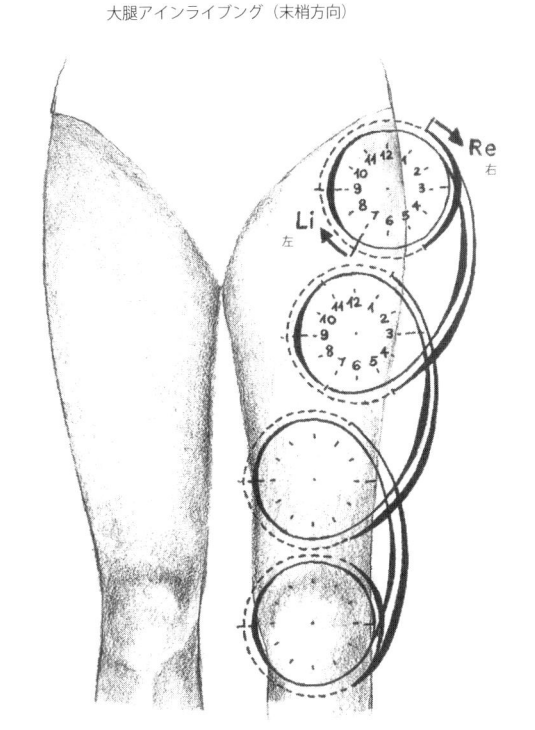

大腿アインライブング（末梢方向）

６．足のアインライブング

　「人間のうちで最も人間らしいものはその足である」（クリスチアン・グラー：チコ・デ・ブラーエ－年鑑1986）短辺方向・長辺方向に湾曲した人間の足は、私達が歩行を学ぶ人生の最初の数年間に形づくられます。そして筋肉が中足骨を上方に引き上げ、アーチ（足弓：そくきゅう）を形づくります。強力な靭帯によって弾力的な姿が保持されます。足弓は人間だけが持つもので、熊のような蹠行動物は、平らな足の裏で歩きます。
　この足弓によって、足には部分的に重量のかからない小さな自由な空間が生まれます。この足弓、いわばこのすきまに人体の全体重がかかり、そこから足の指球とかか

とに分散します。こうして私達は、動物の四足立ちに匹敵する堅固な４つの点で立つことを獲得するのです。

　私達は足を通して大地と様々な形で出会うことができます。指を使えば触りながらより探るようなコンタクトを取ることができますし、かかとを使えば大地を踏み鳴らして意思表示することができます。大地とのしっかりとしたコンタクトは私達に身体を直立させる力を与えてくれます。ドイツ語では立つことをstehenと言いますが、例えば理解したり（verstehen）、毅然としていたり（standhaft）、自らの立脚点に立っている（standpunkt）と言う言葉があったり、比喩的な表現として、成功するためには弱い足で立つのではなく基礎のしっかりとした足で立たなければならない、という言葉もあります。

《流れ》

　足のアインライブングでは、初めにオイルを両手で足の皮膚に直線を描いて載せます。その後しばしば、くるぶし（踝骨：かこつ）の外側（外果:がいか）と内側（内果：ないか）の周りに円（踝円：かえん）を描きます。かかと（踵骨：しょうこつ）を「かかとの帽子」の円でアインライブングします。踝円と「かかとの帽子」の後に続けて足に直線を描きます。最後に足の裏に直線を描きます。足のアインライブングの流れは、クライエントの状況によって組み立てます。

《効果》

　気づかないうちに足が冷たくなっていることが良くあります。アインライブングによって足は芯まで温かくなり、生気を与えられ、足の様子に気づけるようになります。足は直立するための基礎であるため、心の中でも直立する力が喚起されます。

　足のアインライブングには、身体にしっかりと入り込むことを促し、末梢方向へと流れを導き、意識を明瞭にさせ、目覚めさせる作用があります。こうした作用は、何よりも足の裏に、つま先からかかと方向への直線を描くことで得られます。そのため足のアインライブングを下肢アインライブングの最後に必ず行います。

《適応》

■かかとの褥創予防もしくは手当のために：ゲラトゥム・ラッパ・コンプ、ヴェレダ・ハウトトニックのような皮膚をケアし保護する軟膏もしくは乳液を用います〔使用する素材37ページ参照〕。
■冷たく生気のない足に入眠の助けとして、様々な頭痛や不快、めまいの時に、末梢方向に流れを導く方法として：クライエントの状況によってローズマリーオイル、ラベンダーオイル、ソルムオイルもしくは銅軟膏を用います。
■重症のクライエントや臥床中のクライエントように自分の足をしっかりと感じることができない人：このような人はこのアインライブングによって自分の足を直立の基礎として再び感じられるようになり意識が幾分明瞭になります。
■下肢アインライブングの一部として行います。

《禁忌》

■足に皮膚損傷や滲出性皮膚疾患がある場合

《注意》

■足関節の急性炎症、強度の疼痛。このような場合には、非常に軽やかに包み込むように広がりを持たせるようにアインライブングを行います〔タッチのクオリティー34ページ参照〕。タッチのクオリティーはクライエントにとって心地よく感じられるものでなくてはなりません

《所要時間》

　足のアインライブングは2～5分間行います。

《施術後の安静》

　状況によって10～20分間。

１）足の直線

《左足》　右足については、以下の手順を左右反転して行います。

《概要》

　足の上を軽やかにしなやかに寄り添うように両手を滑らせます。外側の右手は足の甲の上に、左手は足弓に置きます。施術者の両手の母指は足の内側で平行に相並びます。両手でかかとの中心からはじまって指先へ向かう足の中心線を描きます。

《イメージ》

　「温かい靴下」を両手で足にはかせます。このような直線を描くことによって、何か足から取り除かれたり引き出されたりするのではなく、足は温かくて呼吸するおおいを得ます。上の手は足を上から包み込み、下の手は支えます。つま先部分でコンタクトを解く時には、術者の両手は「銀貨よ、銀貨、どこまで転げてゆくの…」という子どものお遊戯の時のように手の平を合わせて閉じています。

《クライエントの体位》

　クライエントは仰臥位になります。ベッドの足元にフットボードがある時には、そこにアインライブングを行う手のための充分なスペースを確保するように注意します。足のアインライブングは座位で行うこともできます。

《施術者の位置》

　施術者はつま先と向きあう位置に、動きやすい姿勢で立ちます。

《オイルの塗布》

　最初に抑揚のある（入り－解く）直線を描き、オイルを皮膚に載せます。

《アインライブング》

a）入る段階

　ここでは両手をなめらかに、できるだけ十分に親密に足に寄り添わせます。右手はくるぶしの下で足の甲をできるだけ深く捉えます。左手はできる限りかかとの近くで母指球を下から足弓に密着させます。この最初の足の把持が、そのまま入る過程の頂点となります。

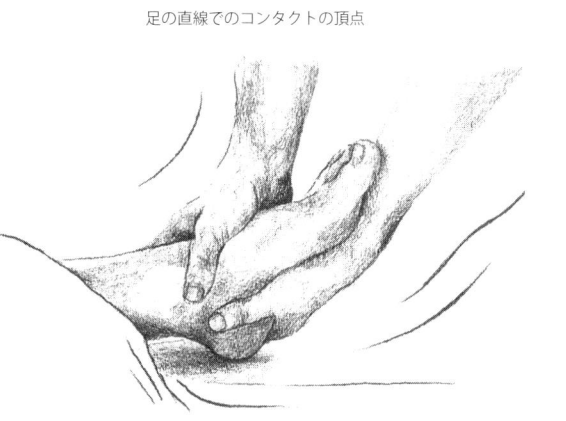

足の直線でのコンタクトの頂点

b）心の中でコンタクトを解き始める段階

　この最も濃密なコンタクトの直後に心の中ではコンタクトを解き始めます。両手は柔らかくしなやかに寄り添うように足を移動し、包み込み暖めながらつま先へと向かいます。その時両手の中手はいつも向かいあっています。この直線の行程で肘は斜め後ろに動き、外側に開きます。前腕と手はそのことでゆっくりと方向を変えます。つまり上にある右手は幾分左を向き、下にある左手は右を向きます。指球の部分まで来たら触れ方を再び幾分濃密にします。このことでつま先が意識化され温められます。

c）終了

　足からのコンタクトを両手の指で解く時は、両手掌をぴったりと閉じて合わせています。そのことでクライエントは自分の足の長さをはっきりと意識することになります。
　<u>例えば足弓、指球、つま先などに特に冷たい部分があれば、そこに留まることもできます。手の内側で濃密なコンタクトをとり、もう1回意識的に対象を温めてから、初めてコンタクトをゆるめて先へと導きます。</u>

《回数》

　２～５分間続く足のアインライブングの間に足の直線を何回描くかはクライエントの状態によります。下肢のもしくは全身アインライブングの一連の流れの中で行う時には、足の直線を２～５回程度行います。

２）かかと（踵）の円

《左足》　　右足については、以下の手順を左右反転して行います。

《概要》

　右手は平らな手で外側から足を支えます。左手は内側からかかとの周りを回ります。その時に、くるぶしのすぐ下にある踵骨周囲に円を描きます。円を描く方向は、内側のくるぶしからアキレス腱を通って外側のくるぶしへ、そして足の足弓を通って再び内側のくるぶしへと戻ります。

《イメージ》

　このアインライブングでかかとに「温かい帽子」をかぶせます。かかとの周囲の円の後ろ側では、サンダルのかかとにかかる紐（アキレス腱を横切る線）をたどります。

《クライエントの体位》

　クライエントは仰臥位になります。ベッドの足元にフットボードがある時には、アインライブングを行う手のための十分なスペースをそこに確保するように注意します。足のアインライブングは座位で行うこともできます。

《施術者の位置》　　施術者は足先に向き合う位置に、動きやすい姿勢で立ちます。

《足の把持》

　右手の平らな手でくるぶしの上方で下腿を下から把持し足をいく分高く保ちます。

《オイルの塗布》

　最初の円を描く時にオイルを左手で塗布します。大抵はその前に行った足の直線の後の、まだ手に残っているオイルで足ります。

《アインライブング》

　a）入る段階

　左手は平らな指の腹で、内側のくるぶしの下方からアキレス腱に向けて入ります〔矢印で図示〕。
　その後、徐々にコンタクト増しながら基準線に添って踵骨の周囲を進むと、上に開いた器のようになっている中手に踵骨がおさまります。ここでコンタクトは頂点を迎え、アインライブングをしている手が足を支えている手から足の重みを受け取ります。

　b）コンタクトを解く段階

　心の中で解き始めた後で手を平らにしなやかに寄り添わせ、

かかとの円での入る過程の始まり

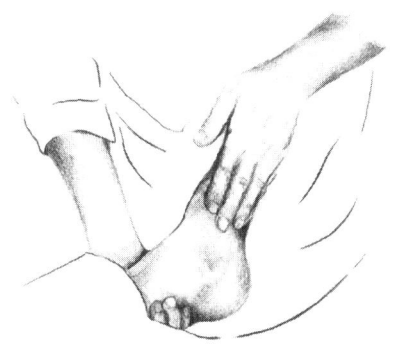

かかとの円でのコンタクトの頂点

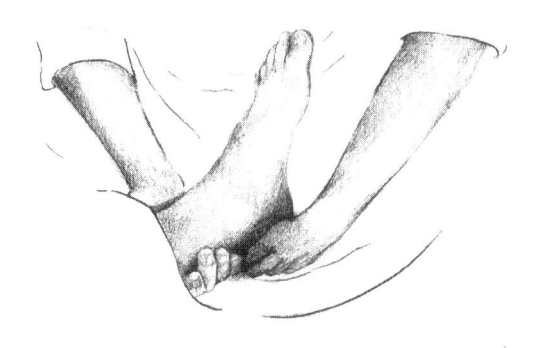

くすぐったくないように気をつけながら基準線に添って足弓を進みます。円の始まりへと戻るこの後の過程でコンタクトを徐々にゆるめ、最後は平らな指の腹だけのコンタクトとなります。

心の中では完全にコンタクトを解きつつしかし身体組織とのコンタクトを失わないまま〔手を離すことなくコンタクトを解く28ページ参照〕、肩の動きに伴って手と前腕は新しく入る方向へと角度を変えます。

足弓でコンタクトを解く手

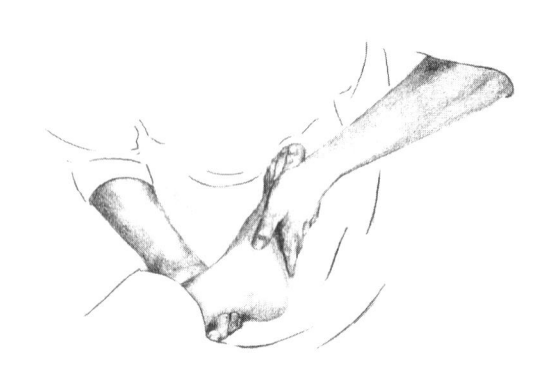

c）終了

終了は最後の「かかとの帽子」を描いた後で、その出発点で手は身体組織から離れます。

《回数》

2〜5分間続く足のアインライブングの間に「かかとの帽子」を何回描くかはクライエントの状態によります。足または全身アインライブングの一連の流れの中で行う時には「かかとの帽子」を3〜5回行います。

かかとの円の図

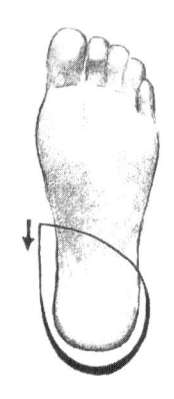

3）くるぶし（踝）の円

《概要》

　両手の指でくるぶし周囲の内側と外側に、アキレス腱から始まって足の甲へ向かう円を同時に描きます。母指は足の甲に並べて置きます。

《イメージ》

　この円でアキレス腱の周囲をゆるめ生き生きさせます。熱の流れが施術者の指の間の「通路」を足の甲に置いた母指に向かって、そして更にクライエントの足指の先に向かって流れます。こうして足との結びつきが強められ、身体にしっかりと入り込むことを促す作用が生まれます。

《クライエントの体位》

　クライエントは仰臥位になります。ベッドの足元にフットボードがある時には、アインライブングを行う手のための十分なスペースをそこに確保するように注意します。足のアインライブングは座位で行うこともできます。

《施術者の位置》

　施術者は足先に向きあう位置に、動きやすい姿勢で立ちます。

《オイルの塗布》

　最初の円を描く時にオイルを皮膚に載せます。大抵はその前に行った足の直線の後の、まだ手に残っているオイルで足ります。

《アインライブング》

　両手の平らな指の腹でアキレス腱とくるぶしの間に入り〔矢印で図示〕くるぶしの周りを回ります。その時にコンタクトを濃密にして身体組織を捉え、基準線に添ってくるぶしの上方の最高点（足首）まで導きます。

　その後、心の中でコンタクトを解き始め、円に添って足の甲まで進みます。この経過で両手の指の間に指の幅程度の「通路」を空け、捉えた流れをゆっくりと離し中足骨の方向へと送ります。

　その後、緩やかな円を描いてくるぶしの周りをスウィングし、アキレス腱まで戻ります。ここでまた次に新しく入る過程を始めることができます。足の甲に指でつま先に向けた流れを送り届けた後、終了します。

《回数》

　2～5分間続く足のアインライブングの間にくるぶしの円を何回描くかはクライエントの状態によります。足のアインライブングまたは全身アインライブングの一連の流れの中で行う時にはくるぶしの円を2～5回描き、冷たい足には場合によってより多く描きます。

踝円での入る段階の終わり

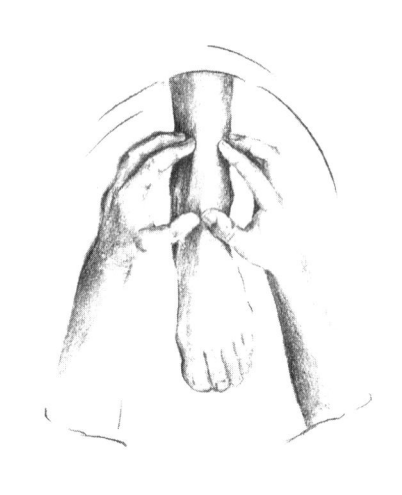

踝円の図

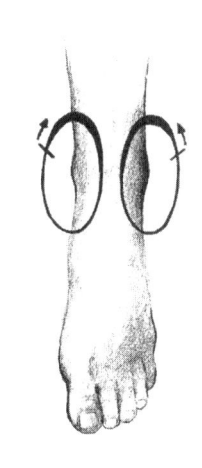

4）足底の直線

《左足》　右足については、以下の手順を左右反転して行います。

《概要》

　足の底側においた左手の柔らかい母指球で、足弓の長辺の第二指からかかとへ延びる中心線に添って直線を描きます。足背側では右手を足の甲の上に置きます。

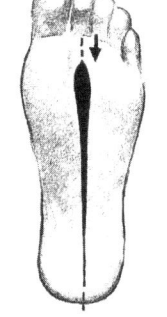

《効果》

　この直線は全ての足のアインライブングの終わりに終止符を打つものです。クライエントはこれで目覚めさせられます。クライエントは「この・足の・上に・立つことが・できる」という感覚を得て、心の中で直立する力を喚起されます。

《イメージ》

　足指の山のような指球から手で直線を始め、続く足弓の長辺の谷を通って再びかかとの山へと導きます。

《クライエントの体位》

　クライエントは仰臥位になります。ベッドの足元にフットボードがある時には、アインライブングを行う手のための十分なスペースをそこに確保するように注意します。足のアインライブングは座位で行うこともできます。

《施術者の位置》

　施術者はベッドの長辺側に動きやすい姿勢で立ちます。

《オイルの塗布》

　オイルは、大抵はその前に行った足の直線の後の、まだ手に残っているオイルで足ります。足りない時は最初の直線を描く時に少量を皮膚に載せ足します。

《アインライブング》

足底の直線の入り始める時の手

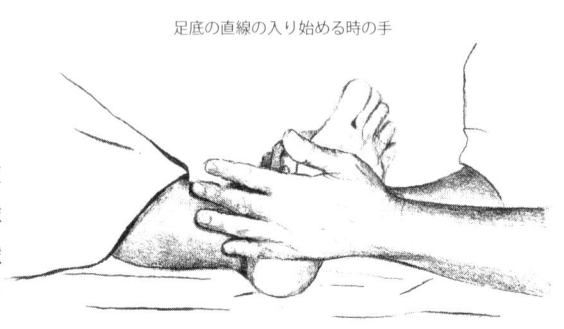

　右手は柔らかくしなやかに寄り添うように、圧迫することなく足の甲に置きます。左手は弛緩した柔らかい母指球で、第二指の下方にある指球に優しく入り、ここに濃密にコンタクトします。
　心の中でコンタクトを解き始めた後で、左手の母指球で徐々にコンタクトをゆるめながら、足弓を通ってかかとの終わりまで導きます。そこでかかとから離れます。
　足底の直線を描く間に手掌の向きを回転させます。入る段階では手掌は足の裏に平行に向いていますが、終了時には下シーツの上に平らに置かれます。

《回数》

足底の直線の終了時の手

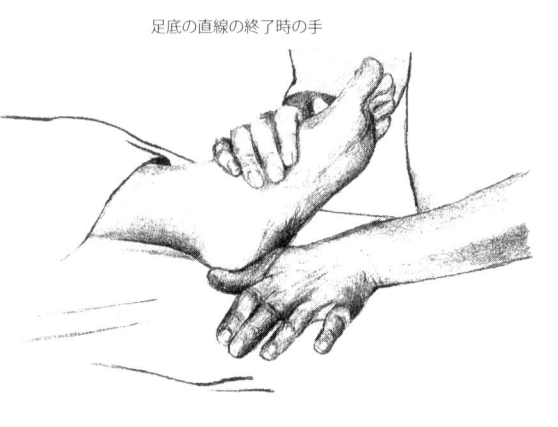

　２～５分間続く足のアインライブングの間に足底の直線を何回行うかはクライエントの状態によります。足のアインライブングまたは全身アインライブングの一連の流れの中で行う時には、足底の直線を２～５回行います。目を覚まさせ身体にしっかりと入り込むことを促す効果を強めたい時には、より多く行うことができます。

7．上肢アインライブング

　腕は色々な意味で脚とは反対の性質を持っています。腕は重力と向かい合うことから免れているため、肩関節から指先までほぼ余すところなく自由に動かすことができます。腕は与えたり取ったり、さすったり打ったり、触れたり叩いたり、投げたり受けとったり、はねつけたり抱きしめたりすることができます。
　特に手は様々なことができ、ほぼあらゆる事に使えます。私達は手で道具を使うことができ手仕事をすることができます。腕と手は私達の言葉に寄り添って、語る人の心の高まりや気分を表現し物語る仕草を作ってくれます。
腕を人間の自由の象徴としてみることができます。腕を使って私達は物を掴み、世界の中で自由に扱うことができます。
　肩が自由に動かせるおかげでスウィングするイメージ、羽の生えたような雰囲気が生まれます。芸術的な表現の中ではあらゆる腕の動きを共にするこの肩甲骨から天使の羽が生えているのを見ることができます。

《流れ》

　上肢アインライブングでは、最初にやさしく抑揚のある（入り−解く）直線を描きます。これに前腕と上腕アインライブングが続き、最後に肩関節の周りに温かい円を何回か描きます。

《効果》

　リズミカルアインライブングがもつ生気を与え調和させる効果に加えて、上肢アインライブングでは人間の構築する力（Aufbaukräfte）を支えます。このことは、ルドルフ・シュタイナーが医師のために行った講演の中で、脚と腕へのマッサージ効果の違いを指摘したことで明らかになりました〔下肢のアインライブングとの比較48ページ参照〕。「ある人が新陳代謝障害に苦しんでいる時には、（…中略…）その人の栄養がきちんと身体にもたらされていない、もしくはこの栄養の消化が構築プロセスの中できちんと行われていない、簡潔に言えば内側に向かう新陳代謝が正常でないのです。

そしてもちろん正しく見るためには詳しい状態を知る必要がありますが、こうした時、一部のケースでは腕と手のマッサージが助けとなります。マッサージによって呼び起こされる意識によって、霊魂の働きが支えられるのです」（精神科学を基礎とした生理学的治療1920年10月9日より）

《適応》

■入眠補助：ラベンダーオイルもしくはソルムオイル
■構築力の促進：スピノサスモモオイル
■知覚障害もしくは脳梗塞後のような麻痺症状：腋窩リンパ節切除術後の知覚障害、およびリンパ鬱滞：アルニカオイルもしくはスピノサスモモオイル。該当しない側の腕にも行います。
■喘息には、特に上腕に、広がりを持たせるようなアインライブングを行います。
■全身アインライブングの一連の流れの中で行います。

《禁忌》

■腕に皮膚損傷や滲出性皮膚疾患がある場合

《注意》

■腕・肘・肩関節の急性炎症
■腋窩リンパ節腫張などによる、腕の強度鬱滞
■腕・腋窩の癌疾患
■心疾患もしくは胸部症状のあるクライエント。この場合、特に前腕・上腕には、上方向への流れを促したり、まして押し上げるようなアインライブングは決して行ってはいけません。

　上記の全ての状況において、非常に軽やかに包み込むように広がりを持たせるようにアインライブングを行います〔タッチのクオリティー34ページ参照〕。クライエントはタッチのクオリティーを心地よく感じなくてはなりません。

《所要時間》　　　上肢アインライブングは５分間ほど行います。

《施術後の安静》　　　状況によって10〜20分間。

８．手のアインライブング

　私達は初めて人と出会う時、よく握手をします。そしてそこに最初のコンタクトが生まれます。上肢アインライブングでは、まず手にアインライブングを行います。そのことで、敬意を払った自由を束縛しない最初のコンタクトを取ることが可能になります。手掌の中心にはノルベルク・グラスがその著書『手は人間を開示する』で「人間の自我の最も重要な中心点」として表現する場所があります。この場所で手のひらの斜めのシワと水平のシワがしばしば交差します。それは非常に敏感で感情的な領域です。目が見えない人はしばしばここで周りを知覚するとグラスは書いています。この場所にキリストは磔刑の釘を打たれたのです。

《概要》

　手の手根部から指先まで、両手で抑揚のある（入り－解く）直線を描きます。クライエントに近い手で手の内側を、遠い手で手の甲を進みます。施術者の両手の母指は、クライエントの母指がある側で合わさります。両手で、アインライブングを行う手に寄り添って、この直線を描きます。

《イメージ》

　直線を描くことで、クライエントの手に指先までの温かい手袋を着せます。手はこのようにして呼吸するおおいを得ます。

《適応》

■変形性関節疾患（関節症など）、慢性関節炎、リューマチ症状、術後の疼痛・腫脹、あるいは挫傷、天候に影響される痛み：クライエントの状況に応じて例えば錫軟膏、ヴェレダ・リューマチ軟膏、ソルムオイル、アルニカ軟膏、もしくはアルニカオイル、ヨハネスクラウトオイルもしくはスポーツ軟膏を使用します。
■上肢アインライブングの導入として行います。

《禁忌》

■手に皮膚損傷や滲出性皮膚疾患がある場合

《注意》

■手の急性炎症や疼痛。このような場合には、非常に軽やかに包むように広がりを持たせるようにアインライブングします〔タッチのクオリティー34ページ参照〕。クライエントはタッチのクオリティーを心地よく感じなくてはなりません。

《クライエントの体位》

　クライエントは仰臥位になります。アインライブングされる方の腕は弛緩して身体の脇に置きます。

《施術者の位置》

　施術者はアインライブングを行う側のベッドサイドに動きやすい姿勢で立ちます。

《オイルの塗布》

　最初の直線を描く時、わずかな量のオイルを塗布します。

《右手》　左手については、以下の手順を左右反転して行います。

《アインライブング》

　施術者の手根で、クライエントの手根に、右手は手掌に、左手は手の甲に、両手で同時に、非常に柔らかく入ります。徐々にコンタクトを濃密にしながら、柔らかくしなやかに寄り添うように入ってゆきます。クライエントの中手が施術者の中手に挟まれたところで、そのコンタクトは最も濃密な頂点を迎えます。心の中でコンタクトを解き始めた後で、アインライブングする両中手は、向かい合ったまま両手で、引っぱることなく、そのまま進みます。クライエントの母指から小指までの手の全幅を完全に包み込めるように、アインライブングをしている手の指は軽く広がっています。終了時はクライエントの指先までアインライブングを行っている施術者の手が滑っていき、施術者の両手が閉じます。こうしてクライエントは自分自身の手が終わる輪郭を感じることができます。

《回数》　手に描く直線を、2〜5回行います。

《施術のバリエーション》

　クライエントの手の中手を、アインライブングする人の中手の上に置きます。施術者のもう一方の手の中手も、その上に置きます。アインライブングを行う両中手を重ねて慎重に濃密にコンタクトし、そして再びコンタクトを解きます。このようにしてクライエントの手を温めます。

9．上腕と前腕のアインライブング

《流れ》

　上腕と前腕は、3段階に分けてアインライブングします。先ず前腕の小指側と上腕

の内側、その後、前腕の母指側、そして最後に肘関節と上腕の外側をアインライブングします。

《腕の筋肉と基準線》

前腕の中には２つのグループの屈筋があります。一方は手関節の小指側から始まり、もう一方は母指側から始まっています。両方とも前腕の内側を肘まで延びています。それぞれの中心線がアインライブングのための基準線となります。上腕にも同様に２本の基準線があります。肘から肩関節の前面にかけての上腕二頭筋が内側のアインライブングのための基準線、肘から肩甲骨にかけての上腕三頭筋が外側のアインライブングのための基準線です。腕と脚は多くの点で対極の関係にありますが、このことはアインライブングにも関係してきます。前腕の基準線は、下腿と違って、上側（天側）にあります。そのためアインライブングをする手は回外位でなく、回内位（下に向けて開いた手掌）で入ります〔ふくらはぎアインライブングとの比較52ページ参照〕。

右腕の筋肉を前から見た時の基準線

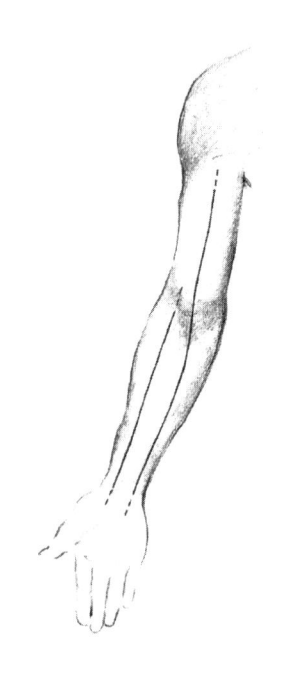

《適応》

■ひじの円は変形性関節疾患（関節症など）、慢性的な関節炎、リューマチ痛、術後の疼痛や腫脹、挫傷、天候によって引き起こされる疼痛に行うことができます。クライエントの状況によって、例えば錫軟膏、ヴェレダ・リューマチ軟膏、ソルムオイル、アルニカ軟膏もしくはアルニカオイル、ヨハネスクラウトオイルもしくは「スポーツ軟膏」
■上肢アインライブングの一部として。

《禁忌》

■腕に皮膚損傷や滲出性皮膚疾患がある場合。

《注意》

■腕の急性炎症や疼痛。このような場合には、非常に軽やかに包み込むように広がりを持たせるようにアインライブングします〔タッチのクオリティー 34ページ参照〕。クライエントはタッチのクオリティーを心地よく感じなくてはなりません。

1）前腕－小指側と上腕－内側（上腕二頭筋）

　腕は回外位でアインライブングします。つまり手掌は上に向かって開かれています。このポジションでは、尺骨と橈骨の両方の骨とそれに対応した筋肉が横に平行に並びます。

《概要》

　クライエントから遠方の手で、クライエントの前腕を少し持ち上げます。クライエントに近い手で、小指側の基準線に添って上方へ移動する円を描き、そのあと上腕二頭筋に短く直線を描きます。

《イメージ》

　もし両手で同時に上方へと流れる円を描いたとしたら、泉が湧き出るような動きが生まれるでしょう。アインライブングをする手は、肘窩を前腕と上腕二頭筋に架かる橋を渡るように、スウィングして横切ります。

《クライエントの体位》　　　クライエントは仰臥位になります。

《施術者の位置》

　施術者はアインライブングを行う側のベッドサイドに動きやすい姿勢で立ちます。

《右腕》　　左腕については、以下の手順を左右反転して行います。

《腕の把持》

　施術者はクライエントの右腕の前腕を、左手で平らに把持します。つまりクライエントの手は、施術者の前腕の上に置かれます。両方の手関節は同じ高さとなります〔前腕に入る過程の始まりの段階の図89ページ参照〕。
　<u>クライエントはしばしば腕を重く感じています。心地よくしっかりと腕を持つことで、クライエントは重さから十分に解放されます。</u>

《オイルの塗布》

　右手で前腕と上腕の基準線に添って、２本の抑揚のある（入り－解く）直線を描いてオイルを皮膚に載せます。

《アインライブング》

　右手の平らな指の腹で小指の小指球の後ろから基準線に入ります。そして手全体まで徐々にコンタクトを濃密にしながら基準線をたどります。
　心の中でコンタクトを解き始めた後で手を離し始め、基準線をもう少し進みます。そして徐々にコンタクトをゆるめながらカーブを描いてスウィングし、前腕の小指側を通って基準線の円の初めに戻ります。大抵は基準線に添ってもう１回入り、そしてコンタクト

前腕に入る過程の始まりの段階

を解き再び大きなゆるんだ円を描きます。これをもう1回行い3回目を繰り返すこともできます。このように前腕で2回ほど円を描きます。その後、基準線にもう1回短く入り、そしてコンタクトを解き肘窩を渡ります。上腕二頭筋の上に最後に入ります。器のような中手で腕の筋肉に柔らかく徐々に濃密にコンタクトします。その後身体組織から解きます。心の中では肩関節の方向へ流れを送ります。

このアインライブングでは、ほんの僅かな流れを作るだけにします。決して押し上げるように行ってはいけません。

《回数》

5分間ほど続く上肢アインライブングの間に、この部分アインライブングを何回行うかはクライエントの状態によります。全身アインライブングの一連の流れの中で行う時には1～2回行います。

《施術のバリエーション》

簡単なアインライブングの方法としては、オイルを載せる時のように基準線に添って2回の非常に繊細な抑揚のある（入り－解く）直線を、上腕まで描くことができます。

前腕の小指側と上腕の内側の
アインライブング

2）前腕－母指側

アインライブングを受ける腕は、常に回外位を保ちます。

《概要》

クライエントに近い方の手で、前腕を支えます。クライエントに遠い方の手で、母指側の基準線に添って、肘窩まで上方へ移動する円を描きます。

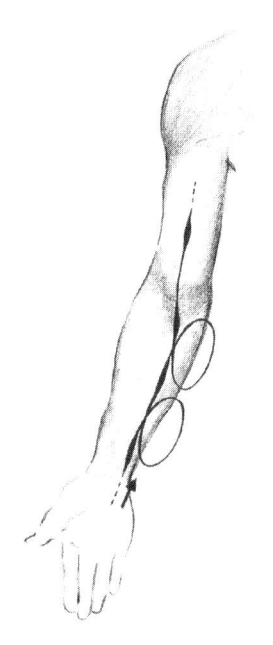

《イメージ》

　もし両手で同時に上方へ流れる円を描いたとしたら、ここでも泉が湧き出るような動きが生まれるでしょう。

《クライエントの体位》　　クライエントは仰臥位になります。

《施術者の位置》

　施術者はアインライブングを行う側のベッドサイドに動きやすい姿勢で立ちます。

《右腕》　　左腕については、以下の手順を左右反転して行います。

《腕の把持》

　施術者はクライエントの右腕前腕を今度は右手で平らに把持します。つまりクライエントの手は、施術者の前腕の上に置かれます。

右手で前腕を把持する

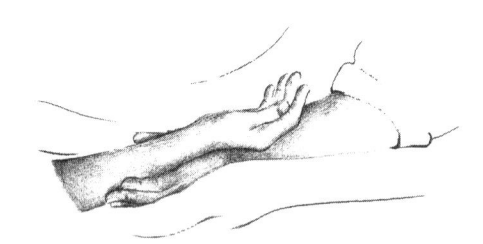

《オイルの塗布》

　左手で前腕の基準線に添って1本の抑揚のある（入り－解く）直線を描いてオイルを皮膚に載せます。

《アインライブング》

　左手の平らな指の腹で母指球の後ろの基準線に入ります。そして手掌全体まで徐々にコンタクトを濃密にします。心の中でコンタクトを解き始めた後で、徐々にコンタクトを解きながら基準線をもう少し進み、その後、更に少しずつコンタクトを解きな

がら前腕の母指側を円を描いてスウィングし、基準線の円の始まりに戻ります。場合によってはここで新しい円に入り、そしてコンタクトを解き再び輪を描きます。これをもう１回行い３回目を繰り返すこともできます。終了時にはもう１回基準線に入り、そしてコンタクトを解き肘窩で前腕からのコンタクトを解きます。この時上腕の方向へと流れを送ります。

<u>このアインライブングでは、ほんの僅かな流れを作るだけにします。決して押し上げるように行ってはいけません。</u>

《回数》

前腕拇指側の
アインライブング

５分間ほど続く上肢アインライブングの間に、この部分アインライブングを何回行うかはクライエントの状態によります。全身アインライブングの一連の流れの中で行う時には１〜２回行います。

《施術のバリエーション》

簡単なアインライブングの方法としては、オイルを載せる時のように基準線に添って非常に繊細な抑揚のある（入り－解く）直線を描くことができます。

３）肘関節と上腕－外側（上腕三頭筋）

《概要》

クライエントの手は腹部の上に置きます。クライエントに近い方の施術者の手でアインライブングを行う腕を肘関節の下でやや高めに支えます。クライエントに遠い方の手で肘関節の周りに円を描きます。その後抑揚のある（入り－解く）直線で上腕三頭筋へと進みます。

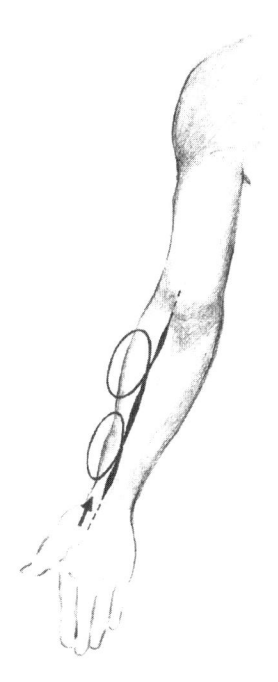

《クライエントの体位》　クライエントは仰臥位になります。

《施術者の位置》

施術者はアインライブングを行う側のベッドサイドに動きやすい姿勢で立ちます。

《右腕》　左腕については、以下の手順を左右反転して行います。

《腕の把持》

施術者の右手でクライエントの右腕を把持します。クライエントの肘関節の上部は、施術者の平らな手の上に置かれます。クライエントの肘関節の下部は、施術者の前腕の上に置かれます。

《オイルの塗布》

左手で肘関節から上腕三頭筋にかけての直線でオイルを皮膚に載せます。

肘関節でのコンタクトの頂点

《アインライブング》

a）入る

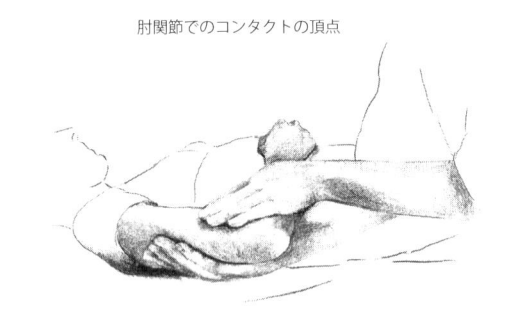

左手の平らな指の腹で肘関節の円に入ります〔矢印で図示〕。そうしてコンタクトを増しながら肘の屈曲部まで移動します。この時点で、手掌全体でコンタクトをとります。殆どのアインライブング同様、中手で最も密着しています。

b）コンタクトを解く

心の中でコンタクトを解きめた後で、肘関節を周る手は肘関節を離れて出発点まで

戻ります。この円は２回３回と行います。その後手はその前の円にもう１回入り、そしてコンタクトを解き、上腕三頭筋へと進みます。これに伴ってもう１回抑揚のある（入り－解く）直線で短く進みます。その後身体組織からのコンタクトを解き、肩甲骨の方向へと流れを送ります。

《回数》

肘関節と上腕外側のアインライブング

５分間ほど続く上肢アインライブングの間に、この部分アインライブングを何回行うかはクライエントの状態によります。全身アインライブングの一連の流れの中で行う時には、１～２回行います。

《施術のバリエーション》

上腕で直線を描く代わりに上腕三頭筋で円を描いても良いでしょう。肘関節での最後の円の後、出発点にもう１回手で入り、徐々にコンタクトを増しながら上腕三頭筋へと進みます。心の中でコンタクトを解き始めた後で、ゆるんだ円で上腕の下側（地面側）をまわり、上腕三頭筋の円の始まりまで戻ります。状況により同じようにもう１回円を描くこともできます。最後にもう１回抑揚をつけて上腕三頭筋に入り、その後コンタクトを解きます。その時肩甲骨の方向へ流れを送ります。

１０．肩のアインライブング

《概要》

両手で肩関節とそれを包んでいる肩の筋肉（三角筋）の周りに、温かい円で「肩の帽子」を描きます。クライエントに近い手は、いつも導く役割を持つ手として皮膚とのコンタクトを保ちます。円の方向は、右肩では反時計回り、左肩では時計回りになります。

《効果》

　この「温かい帽子」は、肩関節を芯から温め生気を与えます。広がりを与えられたかのような感覚が生まれ、そのことでしばしば呼吸が深くなります。

《イメージ》

　上腕の背面で、下方向の流れを強調して描くことによって、クライエントは背中に温かいシャワーを浴びているかのような感覚を持ちます。そしてこのことがしばしばクライエントの心の中では、直立して上方向に背筋を伸すような正反対の動きとなります。このイメージは、円を描くときに正しい方向を見つけるのを助けることができます。肩関節を「球のイメージ」でアインライブングし、それによって「温め呼吸する帽子」をかぶせます。

《適応》

■変形性関節疾患（関節症など）、慢性関節炎、リューマチ症状、術後の疼痛・腫脹、あるいは挫傷、天候によって引き起こされる疼痛：クライエントの状況に応じて例えば錫軟膏、ヴェレダ・リューマチ軟膏、ソルムオイル、アルニカ軟膏、もしくはアルニカオイル、ヨハネスクラウトオイル、もしくは「スポーツ軟膏」を使用します。
■上肢アインライブングの一部として行います。

《禁忌》

■肩関節に皮膚損傷や滲出性皮膚疾患がある場合。

《注意》

■肩関節の急性炎症や疼痛。このような場合には、非常に軽やかに包むように広がりを持たせるようにアインライブングします〔タッチのクオリティー34ページ参照〕。クライエントはタッチのクオリティーを心地よく感じなくてはなりません。

《クライエントの体位》

　クライエントは仰臥位になります。手で自由に肩をアインライブングできるように、場合によっては小さな枕を使って腕を少し高くします。

《施術者の位置》

　施術者はアインライブングを行う側のベッドサイドに、動きやすい姿勢で立ちます。<u>肩関節は「大きく」アインライブングします。つまり温かい円で大きく、筋肉も含めた肩関節を包みこみます。</u>

《右肩》　　左肩については、以下の手順を左右反転して行います。

《オイルの塗布》　　最初の温かい円を描く時にオイルを皮膚に載せます。

《アインライブング》

　以下の説明に当たっては、三角筋を中心に時計の文字盤のイメージを想定することで描写の助けとしています。温かい円の実施方法については膝のアインライブングについての59ページに詳述しています。

　a）入る段階

肩関節に入る過程の始めの段階

　右手は平らな指の腹で三角筋の下縁5時の地点から始めます。左手は柔らかい手根で肩関節の後ろの11時の地点から始めます〔矢印で図示97ページ参照〕。その後右手は、徐々にコンタクトを増しながら中手が

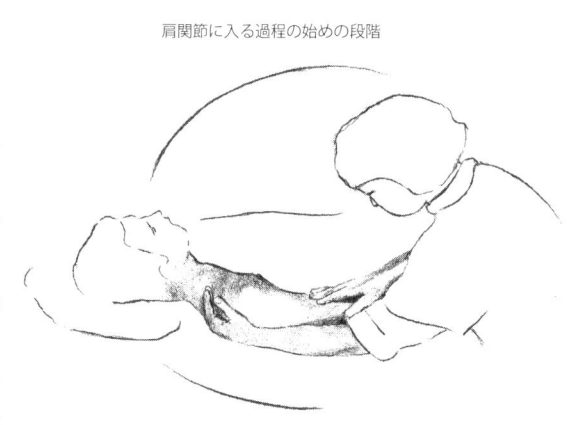

101

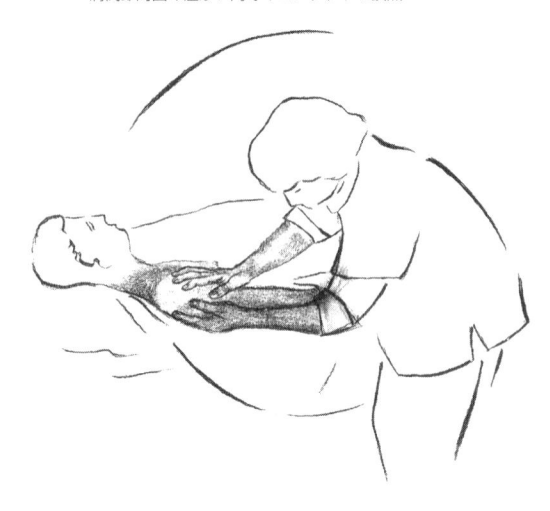

3時の地点でコンタクトの頂点を迎えるところまで移動します。この時左手の中手は9時の地点でコンタクトの頂点を迎えます。両手は互いを温め合う一対のもののように三角筋に柔らかくしなやかに寄り添います。

肩関節周囲の温かい円でのコンタクトの頂点

b）コンタクトを解く段階

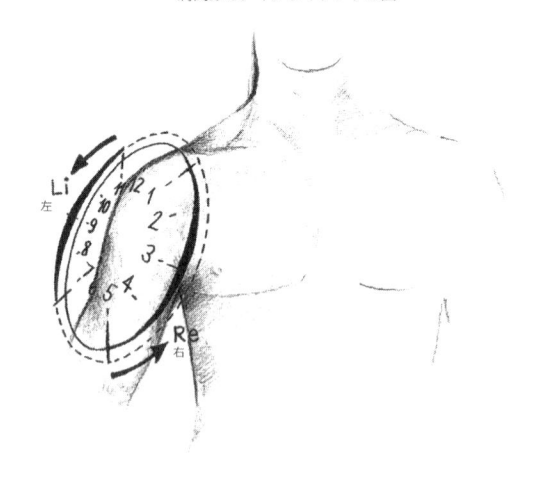

心の中でコンタクトを解き始めた後、右手は弛緩してゆるんだとても柔らかい指で肩関節の周りを5時の地点までスウィングします。円の最後の部分でコンタクトを徐々に解き続け、5時の地点では指だけでコンタクトしています。ここで身体組織とのコンタクトを失うことなく〔置き去りにすることなくコンタクトを解く28ページ参照〕平らな指の腹で指先の方向を次に入り始める4時の地点を向くところまで変えます。左手の指は、三角筋の下の縁の7時の地点で身体組織から離れ、空中で

肩関節のアインライブングの図

円を完成します。このようにして最も離れた後に、次の温かい円を始めるために新たに入ることができます。終了は最後の温かい円のコンタクトを解く段階で行います。左手が7時の地点で身体組織を離れた後、右手はゆるいコンタクトで関節周りをスウィングして移動し、やはり7時の地点で身体組織を離れます。もしくは1時の地点で円を離れ、肩甲骨の方向に少し移動した後でコンタクトを解きます。

102

《回数》

　５分間ほど続く上肢アインライブングの間に、肩の帽子のアインライブングを何回行うかはクライエントの状態によります。全身アインライブングの一連の流れの中で行う時には、２～３回行います。

《施術のバリエーション》

　簡単なバリエーションとしては、左手でできるだけ平らに「大きく」肩関節を回ります。円の方向は温かい円同様反時計回りで三角筋の背面に来る度に抑揚（入り‐解く）をつけます。

１１．背部アインライブング

　背筋は胸腹部の空間の後ろ側を形づくり、多くの筋層から成り立っています。これらの筋の大半は、腹筋と共に働いて直立の姿勢をとると共に、上体や四肢の動きを可能にする伸筋です。上部は喉と頸部の筋肉を介して頭部へ、下部は腰部と臀部の筋肉を介して下肢へ、また肩甲鞘帯で腕へとつながっています。
　脊柱は100を越える様々な短い背部の伸筋群に囲まれています。それは硬直して真っ直ぐに立っている柱ではありません。後頭部から下肢へと続く内部に働く力の流れに添って可動性のあるダブルS字型の弓の形をしています。この弓の形は子どもが歩けるようになる頃に生じ、呼吸のたびに変化します。息を吸うと胸椎が幾分延び、そのことによって呼吸運動を支えます。
　力を抜いて立ち、自分の内面に耳を傾けると、自分の中に「直立する力」を感じることができます。この意志の力が、私達に身体の重さを乗り越えて直立することを可能にします。こうして前方に存在する意識で把握できる空間と、背後に横たわる意識できない空間との間に中心を見つけることができます。この内部に働く力によって私達は直立することができ、この見えない脊柱によって自分の立ち位置を定める事ができるのです。

私達はお辞儀することで自ら直立することを放棄します。そのことで、私達は自分の意思をより高きものの下に置く用意があることを示します。お辞儀をすることは、うやうやしさ、敬虔さを示すことなのです。
　背部の痛みは現代ではより頻繁に、より若い年代に現れています。悪い姿勢や廃用症候群、椎間板損傷、あるいは精神的疲労から脊柱の動きが損なわれることがあります。そして具合の悪い部分をかばうような姿勢をとることで筋肉が緊張し、背部の痛みを生み、しばしば更に悪化してゆきます。

《適応》

　背部はクライエントの状況に応じて様々にアインライブングすることができます。円、特に温かい円は、痛みのある痙攣した筋肉を呼吸させ弛緩させ、更には鎮静し調和をもたらします。下方向の直線を描くことは人間の中の直立する能力を呼び覚まし、反対に向かう力、つまり天へと伸びる力を解放し、それによって深い吸気を導きます。また下方向の直線を描くことで、しばしば足までの熱の流れが生じます。それは身体にしっかりと入り込むことを促し、流れを下方に導き、頭部の負担を減らす作用をもたらします。

《効果》

　背部はリズムシステムと直接的な関係を持っています。胸部の背面を形成して心臓と肺をおおいます。人には心の中で直立していようとする力がありますが、脊柱はその周りをリズミカルに動きます。脊柱自体も骨から成る椎体と軟骨から成る椎間板がリズミカルに組み合わされています。そのため背部のリズミカルアインライブングは、鼓動や呼吸といったこの領域の全てのリズミカルなプロセスに、特に均衡をとり調和させるよう働きます。加えて自分自身の中心を見つけることを助けることで、様々な精神的苦悩を鎮め緩和します。

１２．片手で行う背部アインライブング

《概要》

　アインライブングを行う背部の大きさは、腰丈の袖なしベストの背面と同じです。このベストの脇の縫い目に「中腋窩線」（腋窩から股関節まで）があります。背面は大抵、同じ手で下方に移動する円を描いてアインライブングします。基準線は、脊椎の両側で第７頸椎から仙骨まで下方に伸びる脊柱起立筋（脊椎を直立させる筋肉）です。アインライブングしない方の手は、クライエントの前腕もしくは肩に置くか、前方からの軽い支えとします。

《効果》

　このアインライブングの中で脊柱起立筋に添って短く次々と描く下方向の直線の部分は、クライエントの内部に働く直立性に呼びかけて身体にしっかりと入り込むことを促し、下方への流れを作る作用を持っています。アインライブングの円を描く部分は、特に背部を芯から温め弛緩させます。

《イメージ》

　下方向へと描く一つ一つの直線で、私達は後頭部から入って来て人を宇宙と結びつける流れに入ります。この流れを頭から足まで、そして大地まで導き下ろします。

《適応》

　このアインライブングは、基本的なケアを統合するのに特に優れています。背部の両側が交互にアインライブングされるため、臥床中のクライエントにも側臥位で行うことができ、座位を保つために軽い支えが必要なクライエントにも行うことができます。

■背部痛、入眠補助として：例えばラベンダーオイルやソルムオイルを使用
■清拭後のケアとして：ボディミルクもしくはケアオイルを使用
■臥床クライエントの肺炎予防、もしくは、体位変換時のリフレッシュのため：呼吸を促すクールローション、例えばバッハホルダーガイストあるいはフランツブラントヴァイン、もしくは呼吸を促す作用のある成分（例えばユーカリやペパーミント）を含んだオイル
■褥創予防：皮膚ケア作用と結合組織強化作用のある乳液、例えばゲラトゥム・ラッパ・コンプ（Gelatum Lappa comp.）、ヴェレダ・ハウトトニック（WELEDA-Hauttonikum）、ケア用ボディミルク、皮膚ケア用軟膏
■全身アインライブングの一連の流れの中で行います：身体にしっかりと入り込むことを促し、流れを下方へ導く作用を強めるためには、アインライブングの途中や最後に背部に下方向の直線を描くアインライブングを何回か付加することができます。

《禁忌》

■背部に皮膚損傷や滲出性皮膚疾患がある場合

《注意》

■背部の疼痛のある部位、もしくは背部の癌疾患
これらの状況では、非常に軽やかに包み込むように広がりを持たせるようにアインライブングします〔タッチのクオリティー34ページ参照〕。クライエントはタッチのクオリティーを心地よく感じなくてはなりません。

《回数》

　全身アインライブングの一連の流れの中で行う時には、左右の各側に１～２回行います。背部アインライブングを単独に行う場合には、クライエントの状態と使用するオイルにもよりますが回数を多くすることもあります。

《施術後の安静》　　クライエントの状態に応じて５～１５分間。

《クライエントの体位》

　床上臥位のクライエントや、ベッドの縁か椅子に腰かけたクライエントの場合には、大腿の上に置いた枕に前腕を弛緩して乗せます。あるいは丁度気持ちの良い高さに調節した机の上に置きます。ベッドの中では、例えば全身アインライブングの一連の流れの中で行う関係で、できるだけ弛緩して腰かけることができるように、膝は軽く曲げると良いでしょう。腹臥位のクライエントの場合、腕は力を抜いて身体の脇に置くか、もしくは肩関節の辺りで広げます。首と肩の筋肉はできるだけ弛緩します。頭は横に向けるか小さな枕を額の下に入れて支えます。腰部が過度に反っている人の場合には、状況により腹部の下に枕を入れます。横臥位のクライエントの場合には、それに応じた立ち位置をとります。

《施術者の位置》

　座位のクライエントの場合、施術者はおよそクライエントの大腿の位置で、クライエントの横に、動きやすい姿勢で立ちます。こうすることでクライエントとアイコンタクトを取ることができます。一般的には背部の両側を一方の側からアインライブングします。状況によって立ち位置と使う手を変えても良いでしょう。全身アインライブングでは左側のベッドサイドに立ちます。横臥位のクライエントの場合には、それに応じた立ち位置をとります。

《オイルの塗布》

　背部の両側のそれぞれの中心線に添って、直線を描きながらオイルを皮膚に載せます。器のようにくぼませた手掌で肩甲骨の下から始めて、徐々に平らに寄り添う手掌全体で十分なコンタクトを保つようにすると、オイルが仙骨の辺りまで行き渡ります。脇腹にもオイルが十分行き渡るように「ベストの脇の縫い目」に添って2度目の塗布を続けて行っても良いでしょう。
　<u>側弯症の場合には、手は脊椎の湾曲を追うのではなく、理想的な本来あるべき真っ直ぐな脊椎に添って下方向の直線を描きます。その時は、実際の脊椎を柔らかく横切ることになります。</u>

1）右側の背部アインライブング

ここで述べるのは、例えば全身アインライブングの時のようなクライエントがベッドに腰かけている場合です。

右手は心の中では後頭部から始めて、実際には第7頸椎に小指側で柔らかく基準線に添って入ります。下方に移動しながら手掌全体にまでコンタクトを増し、中手での濃密なコンタクトに至ります。コンタクトの濃密な頂点の後、心の中で解き始めます。手はもう少し基準線をたどります。そうして完全に手の緊張をゆるめた状態で、しかも完全なコンタクトを保ちながら肩甲骨の周りに円弧を描きながらスウィングし、基準線上の円の出発点へと戻ります。新たに濃密にコンタクトしようとする衝動と共に、短く下方向の直線を描くために再び脊柱起立筋に入ります。そしてコンタクトを解き、スウィングして脇腹へと手の緊張をゆるめて大きな円弧を描き、再び基準線へと戻ります。

<u>アインライブングをする手は脇腹をくすぐるようにしてはいけませんし、頭部へ向かって押し上げてもいけません。手は完全にゆるんでいなくてはいけません。そのためには、手と前腕をほぼ水平に近い位置関係に保つことと、他のアインライブング同様、クライエントの身体との間に十分に大きな距離をとることが助けとなります。</u>

このようにして4〜6回ほど円が描かれます。最も下の円は臀部領域にできるだけ深く描きます。終了時には、尾骨の方向へ短く下方向の直線を描きます。

全身アインライブングの時の脇腹での手

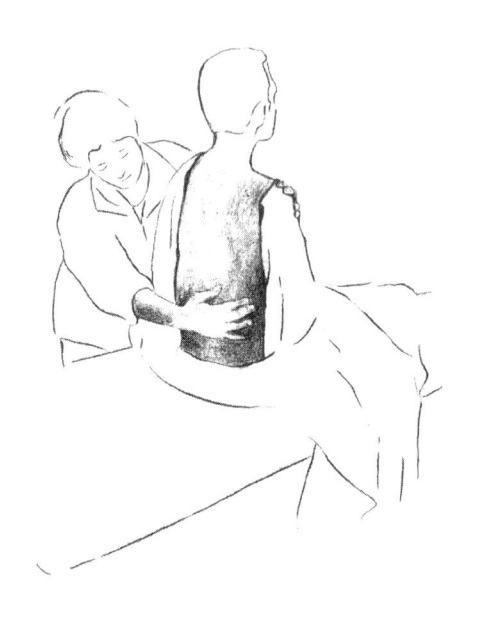

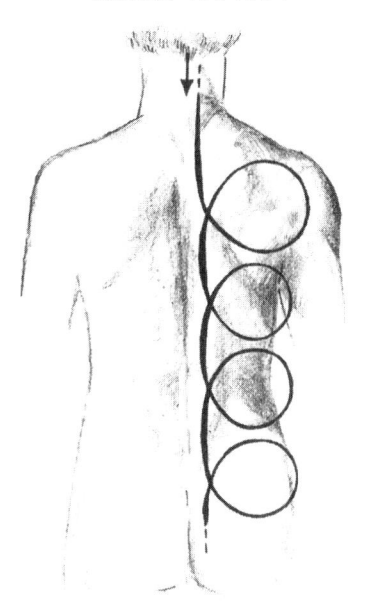

2）左側の背部アインライブング

　左側のアインライブングも右側のアインライブングと同様に行います。
　中手で脇腹に柔らかく寄り添えるように、また折り曲げた手首の関節でアインライブングしないように、自分の立ち位置をクライエントのほぼ膝の近くまで戻すことが重要です。
　<u>手前側の脊柱起立筋に添って、指の部分で下方向の直線を描きます。</u>しかし、右側を中手で直線にさすり下ろした時と同じようにしっかりコンタクトを持ち、そして温かくクライエントに体験されなくてはなりません。

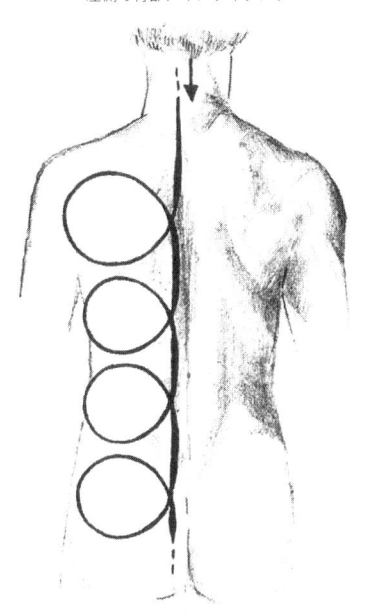

《施術のバリエーション》

　クライエントが横臥位の時には、アインライブングする手は大抵柔らかい手根で入り、その手の方向はアインライブングの間中クライエントの頭に向いています。手の方向は、自分の立ち位置、クライエントの体位、クライエントの体型によって決まります。例えばこの領域での筋緊張が強い場合などでは、最初の円ですでに頸ー肩領域を含めても良いでしょう。

右側の背部アインライブング

左側の背部アインライブング

１３．両手で行う反対方向の円の背部アインライブング

《概要》

　アインライブングを行う背部の大きさは、ここでも腰丈の袖なしベストの背面と同じです。このベストの両脇の縫い目にそって腋窩から股関節までつづく中腋窩線があります。両側の背部を両手で同時に下方に移動する円を描いてアインライブングします。基準線は、脊椎の両側で第７頸椎から仙骨まで下方に伸びる脊柱起立筋です。

《効果》

　この背部アインライブングもまた同様に、ほぐし、弛緩させ、温め、そして身体にしっかりと入り込むことを促し、頭部から下方への流れを促す作用を持っています。背部の両方を同時にアインライブングすることで、効果はより全体的でより強いものとなります。
　側弯症の場合には、手は脊椎の湾曲を追うのではなく、理想的な本来あるべき真っ直ぐな脊椎に添って下方向の直線を描きます。その時は、実際の脊椎を柔らかく横切ることになります。

《イメージ》

　下方向の直線を描くことで、私達は後頭部から入って来て人を宇宙と結びつける流れを促します。そしてこの流れを足まで、そして大地まで導き下ろします。

《適応》

　両手で行うこの背部アインライブングを行えるようになるためには多くの練習が必要です。

■背部痛、入眠補助として：例えばラベンダーオイルやソルムオイルもしくはトリカ

ブトオイルを使用
■臥床クライエントの肺炎予防、もしくは体位変換時のリフレッシュのため：呼吸を促すクールローション、例えばバッハホルダーガイストあるいはフランツブラントヴァイン、もしくは呼吸を促す作用のある成分（例えばユーカリやペパーミント）を含んだオイル
■褥創予防：皮膚ケア作用と結合組織強化作用のある乳液、例えばゲラトゥム・ラッパ・コンプ（Gelatum Lappa comp.）、ヴェレダ・ハウトトニック（WELEDA-Hauttonikum）、ケア用ボディミルク、皮膚ケア用軟膏〔使用する素材37ページ参照〕

《禁忌》

■背部に皮膚損傷や滲出性皮膚疾患がある場合

《注意》

■背部の疼痛が特に強い部位、もしくは背部の癌疾患：これらの状況では、非常に軽やかに包み込むように広がりを持たせるようにアインライブングします〔タッチのクオリティー34ページ参照〕。クライエントはタッチのクオリティーを心地よく感じなくてはなりません。

《クライエントの体位》

　腹臥位のクライエントの場合には、頸部や肩の筋肉ができるだけ弛緩するように、クライエントの腕を身体の脇に軽く置くか、肩関節を開いた形で置きます。頭部は横に向けるか、もしくは額に小枕を当てて支えます。腰部が過度に反っている人の場合には、状況により腹部の下に枕を入れます。横臥位のクライエントの場合には、脇腹の空間を十分に空けておきます。ベッドの縁か椅子に腰かけたクライエントの場合には、大腿の上に置いた枕に前腕を弛緩して乗せます。あるいは丁度気持ちの良い高さに調節した机の上に置きます。

《施術者の位置》

　施術者はベッドサイドか、状況によってはクライエントの背後に、動きやすい姿勢で立ちます。

《オイルの塗布》

　背部のそれぞれの側の中心線に添って直線を描く時に、両手で同時にオイルを皮膚に載せます。十分なオイルが仙骨の辺りまで届くようにくぼませた手で肩甲骨の高さから始めて、徐々に手掌全体で完全なコンタクトを保つようにします。脇腹にもオイルが十分行き渡るように「ベストの両脇の縫い目」に添って2度目の塗布を続けて行っても良いでしょう。

《アインライブング》

　心の中では後頭部からやって来る流れを受け継ぐ感じで、両手の柔らかい手根で第7頸椎の部位に脊柱起立筋の基準線に添って入ります。そしてこれをたどりながら手全体にまでコンタクトを増します。その後、心の中でコンタクトを解き始め、更に少しずつコンタクトを解きながらもう少し基準線を進みます。そうして完全にゆるんだ手で弛緩してしなやかに寄り添いながら肩甲骨の周りに円弧を描いてスウィングし、基準線の上にある円の出発点へと戻ります。
　最初に入る段階のところで描写したような感じでここでもう1回新たに入り、そしてコンタクトを徐々に解きながら大きな円弧で脇腹へとスウィングします。ここでやわらかな動きを持った器のように「両脇の縫い目」で両手は向かい合います。頭部へと流れを押し上げないために、手は完全にゆるんでいること、かつ、くすぐったくないように。そしてまた基準線上にある円の出発点へと戻ります。このようにして下方に移動しながら4～6回ほどの円を描きます。最も下の円は臀部領域にできるだけ深く描きます。
　終了時には、尾骨の方向へ抑揚のある（入り－解く）下方向の直線を描きます。円を静かに均一に流れるように描くために、手の先を常にクライエントの頭部に向けています。例えば腰部が過度に反っている人の場合には、背部の下方で柔軟に身体に添

わせます。

《所要時間》

背部アインライブングは全体で、最大5分間行います。

《施術後の安静》

クライエントの状態に応じて10〜20分間。

《施術のバリエーション》

このアインライブングの最初の円で、頸－肩領域をしっかり含めることもできます。例えばこの部分の筋緊張が強い時などです。

両手が両脇腹で向かい合っている

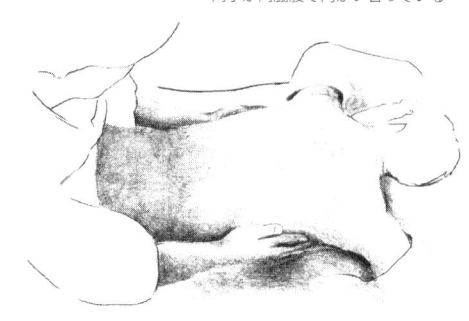

両手で反対方向の円を描く背部アインライブング

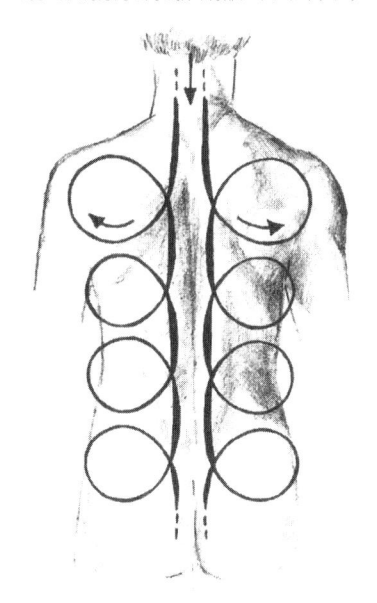

14．両手で行う半周違いの円の背部アインライブング

《概要》

アインライブングする背部の大きさは、ここでも腰丈の袖なしベストの背面に対応しています。このベストの両脇の縫い目にそって腋窩から股関節までつづく中腋窩線があります。両側の背部を、両手で同時に同方向（反時計回り）に、下方に移動する円を描いてアインライブングします。両手はこの時、温かい円の時のように常に向か

い合っています。しかし同じひとつの円ではなく、隣り合うふたつの円を動きます。このことで両手はいつも皮膚とのコンタクトを保ち続けることができます。この円を半周違いの円と呼びます。いつも脇腹に向かう時に入り始めます。円の方向は大抵反時計回りですが、左利きの人は逆方向となります。

《効果》

　この背部アインライブングは、特に精神的な緊張感や切迫感に対して広がりを与え、調和させ、芯から温め、筋肉の緊張をゆるめるように働きます。「大きなゆるめる円*（Großes Vorlockern）」とも呼ばれます。　　　　　　　　　　　　　　　　*（意訳）

《イメージ》

　脇腹に入る時に両手で吸いつく器のように身体組織を捉えます。それによって身体組織を腹部から背部の方向へと、重さから解き放ち軽さへと持ち上げる事ができます。
　コンタクトを解く時にクライエントが広がりを与えられたかのような感覚を得るためには、施術者自身がその広がりを体験していなくてはいけません。このことは全てのアインライブングにあてはまりますが、ここでは特に決定的な要素になります。

《適応》

　このアインライブングは実施するのが非常に難しく、手がよく訓練されていることと温かい円を熟練していることが前提となります。腹臥位になったクライエントに行うのがベストです。脇腹に入る時に身体組織を重さから解き放つように上（腹部から背部の方向）へと持ち上げるのが、座位のクライエントでは非常に難しいからです。

■背部痛、筋緊張の緩和、圧迫感のある思考や心配ごとによる入眠困難、心や身体の重苦しさや切迫感：例えばラベンダーオイルやソルムオイルもしくはトリカブトオイルを使用
■臥床クライエントの肺炎予防、もしくは、体位変換時のリフレッシュのため：呼吸を促すクールローション、例えばバッハホルダーガイストあるいはフランツブラント

ヴァイン、もしくは呼吸を促す作用のある成分（例えばユーカリやペパーミント）を含んだオイル
■褥瘡予防：皮膚ケア作用と結合組織強化作用のある乳液、例えばゲラトゥム・ラッパ・コンプ、ヴェレダ・ハウトトニック、ケア用ボディミルク、皮膚ケア用軟膏〔使用する素材37ページ参照〕

　身体にしっかりと入り込むことを促し流れを下方へ導く効果を強めるために、アインライブングの途中や最後に背部に下方向の直線を描くアインライブングを何回か付加しても良いでしょう。

《禁忌》

■背部に皮膚損傷や滲出性皮膚疾患がある場合

《注意》

■背部の疼痛が特に強い部位、もしくは背部の癌疾患：これらの状況では、非常に軽やかに包み込むように広がりを持たせるようにアインライブングします〔タッチのクオリティー34ページ参照〕。クライエントはタッチのクオリティーを心地よく感じなくてはなりません。

《クライエントの体位》

　クライエントは腹臥位をとるのが最もよいでしょう。もしくは水平な横臥位をとります。腹臥位のクライエントの場合には、頸部や肩の筋肉ができるだけ弛緩するよう、クライエントの腕を身体の脇に軽く置くか、肩関節を開いた形で置きます。頭部は横に向けるかもしくは額に小枕を当てて支えます。腰部が過度に反っている人の場合には、状況により腹部の下に枕を入れます。ベッドの縁か椅子に腰かけたクライエントの場合には、大腿の上に置いた枕に前腕を弛緩して乗せます。あるいは丁度気持ちの良い高さに調節した机の上に置きます。

《施術者の位置》

　施術者はベッドサイドか、状況によってはクライエントの背後に、動きやすい姿勢で立ちます。

《オイルの塗布》

　背部の両側にある中心線に添って直線を描く時に、両手で同時にオイルを皮膚に載せます。十分なオイルが仙骨の辺りまで届くように、くぼめた手で肩甲骨の高さから始めて、徐々に手掌全体で完全なコンタクトを保つようにします。脇腹にもオイルが十分行き渡るように「ベストの脇の縫い目」に添って2度目の塗布を続けても行っても良いでしょう。
　<u>側弯症の場合には手は脊椎の湾曲を追うのではなく、理想的な本来あるべき真っ直ぐな脊椎に添って下方向の直線を描きます。その時は、実際の脊椎を柔らかく横切ることになります。</u>

《アインライブング》

　以下の説明に当たっては、時計の文字盤のイメージを理解の助けとしています。

ａ）肩甲骨周りに最初に入る段階

　右手の平らな指の腹で右の円の５時の地点に入ります。この始まりを矢印で示しています。そして徐々にコンタクトを濃密にしながら３時の地点で中手での頂点を迎えます。
　この時、左手は左の円の11時の地点に柔らかい手根で入ります〔矢印で図示〕。このコンタクトは、９時の地点でやはり中手で頂点を迎えます。

ｂ）コンタクトを解く段階

　心の中でコンタクトを解き始めた後で、右手は更に少しずつコンタクトを解きなが

ら、再び5時の地点にたどり着くまで円を移動します。最後の段階で初めて、手の完全なコンタクトを平らな指の腹まで解きます。左手は弛緩して自分の円を移動し、再び11時の地点にたどり着きます。ほとんどの場合、円弧の最後の道のりで手根が新しく入ろうとする10時の地点を向くまで手の向きを回転します。

c）次に入る段階

　心の中で完全にコンタクトを解きながら、なお身体組織とのコンタクトを失うことなく、新しく入る4時の地点を向くまで右手の指先を回転します。これで両手で新しく入り始めることができます。右手はこれまで同様、平らな指の腹で右の円に5時の地点で入り、中手でのコンタクトの頂点を3時の地点で迎えます。左手もまたこれまで同様11時の地点で柔らかい手根で入り、9時の地点でやはり中手でのコンタクトの頂点を迎えます。

d）コンタクトを解く段階

　心の中でコンタクトを解き始めた後で、右手は更に少しずつコンタクトを解きながら、上部の円弧を移動します。そして柔らかくしなやかに寄り添うようにスウィングし、下方に位置する円に入り始める5時の地点まで進みます。手のコンタクトは、再び、最後の段階で指まで解きます。左手はその間、同様に徐々にコンタクトを解き、上部の円を移動して11時の地点にたどり着きます。

e）脇腹の最初の円で入る段階

　新しい円に入り始めるために右手は再び方向を変えます。最初の脇腹での円では、コンタクトの頂点を3時の地点で迎えます。左手は次に入るために長めの道のりをたどります。つまり肩甲骨周りの円の11時の地点で入り始め、最初の脇腹での円の9時の地点でコンタクトの頂点を迎えます。両手はこの頂点で意識的にそして温めながら向かい合います。中手はしっかりと寄り添うことのできる器となって「脇の縫い目」に位置します〔両手が両脇腹で向かい合っているの図108ページ参照〕。
　<u>入るプロセスは、クライエントの頭部方向や臀部方向ではなく、腹部の方に向けて</u>

行います。

　このようにして4～6回ほどの下方へ移動する円を描きます。最も下の円は、臀部領域にできるだけ深く描きます。

　<u>クライエントが不調和を感じることがないように、両手のコンタクトの強さは同一で、リズムは完璧に共鳴し合っていなくてはなりません。両手が本当に同じリズムを持っているかどうかは、それぞれの円の2つのポイントで特に明確になります。つまり脇腹におけるコンタクトの最大の頂点と、脊柱の両脇におけるゆるやかなコンタクトでの「円の内側同士の出会い」です。この2つのポイントを意識的に体験して、両手が常に向かい合っているようにコントロールすることが、このアインライブングを上手に行うための助けとなります。</u>

f）終了

　両手が一番下の円のコンタクトの頂点で向かい合った後、この円をもう1回繰り返します。そして手をゆるめて脊柱の両脇での「内側での出会い」へと進みます〔右図の下部の矢印〕。そこで内側で一旦止まり、尾骨の方向へ隣り合った短い抑揚のある（入り－解く）下方向の直線を描きます。静かで均一な流れをもって円を描けるよう手の先は常にクライエントの頭部に向けられます。手関節を折り曲げることなく、背部の下方、例えば腰部では身体に柔軟に添わせます。

《所要時間》

背部アインライブングは全体で最大5分間行います。

両手で行う半周違いの円の背部アインライブング

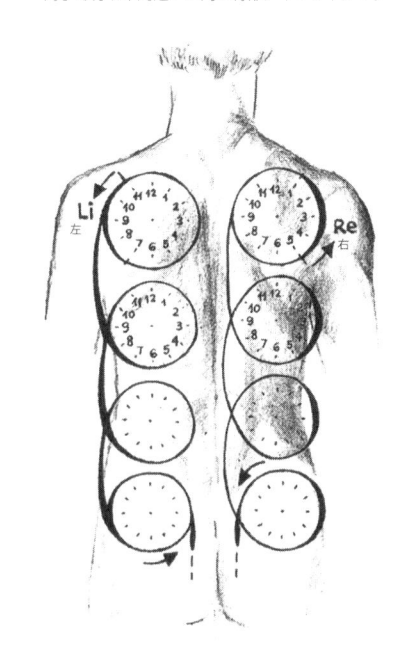

《施術後の安静》

　クライエントの状態に応じて１０～２０分間。

《施術のバリエーション》

ａ）特に疼痛の強い箇所では、円を繰り返して、あるいは間隔を詰めて行ってもよいでしょう。頸・肩領域に緊張がある時は、そこから始めます。

ｂ）小さなゆるめる円*（Kleines Vorlockern）　　*（意訳）

　脊柱起立筋に両手で同じように末梢方向の小さな半周違いの円を描きます。脊柱の両脇での「内側での出会い」へ向かう途中では、指の部分もしくは示指や中指だけで濃密なコンタクトを行います。このことで脊柱の上にゆるく皮膚が持ち上げられる状態を指に平行に作ることができます。その後は完全に指を弛緩してゆるめ、元に戻ってゆく身体組織にただ寄り添うだけにします。小さな半周違いの円は、瘢痕化した創傷や褥創予防のような痛みを伴って緊張し、硬化し生気を失った部分に行うことができます。この「小さなゆるめる円」は、身体組織と共に働きかける点ではっきりとしたマッサージのクオリティーを持っています。

１５．背部の直線

　背部の直線は脊柱の両側に行うか（長い背部の直線）もしくは脇腹に行います（脇腹の直線）。

《効果》

　このアインライブングは、心の中の直立性に語りかけ、身体に自分がしっかりと入り込むことを促し、流れを下方へと導く効果を与えます。脇腹では、クライエントを

柔らかく温かく包み込むように向き合う手でクライエントを窮屈に圧迫することなく、身体の境界を意識させ、同時に広がりを与えられたかのような感覚を伝えます。

《適応》

■自分が身体にしっかりと入り込むことを促す作用による各種の頭痛、めまい、どうどう巡りの思考、不安、頭部における鬱滞の軽減：ラベンダーオイルやソルムオイル
■長期臥床中のもしくは車椅子のクライエントが、自身の心の中の直立性を体験できるために：ローズマリーオイルもしくはラベンダーオイル
■各種の背部アインライブングの中で、身体にしっかりと入り込むことを促す効果をより強く求める時

《禁忌》

■背部に皮膚損傷や皮膚疾患がある場合。

《注意》

■背部の非常に強い疼痛、もしくは背部の癌疾患：これらの状況では、非常に軽やかに心の中で大きな広がりを感じながら行えるなら施術しても良いでしょう〔タッチのクオリティー34ページ参照〕。クライエントはタッチのクオリティーを心地よく感じなくてはなりません。

《所要時間》

　背部アインライブングは全体で最大5分間行います。その時に何回の背部の直線を行うかはクライエントの状況によります。

《施術後の安静》

　クライエントの状態に応じて10〜20分間。

《クライエントの体位》

　腹臥位のクライエントの場合には、頸や肩の筋肉ができるだけ弛緩できるよう、クライエントの腕を身体の脇に軽く置くか、肩関節を開いた形で置きます。頭部は横に向けるか、もしくは額に小枕を当てて支えます。腰部が過度に反っている人の場合には、状況により腹部の下に枕を入れます。ベッドの縁か椅子に腰かけたクライエントの場合には、大腿の上に置いた枕に前腕を弛緩して乗せます。あるいは丁度気持ちの良い高さに調節した机の上に置きます。

《施術者の位置》

　施術者はアインライブングを行う側のベッドサイドに、状況によってはクライエントの背後に動きやすい姿勢で立ちます。

１）背部の長い直線

《概要》

　両手で同時に脊柱の両側に、下方向の直線を描きます。基準線は、脊柱の両側で第７頸椎から仙骨にまで至る脊柱起立筋です。

《イメージ》

　この下方向の直線を描く時には、人間を頭から足へとつないでいる流れに入り込みます。これによってクライエントは「成長し」より大きくなれます。

《オイルの塗布》

　下方向の直線を描く時に、両手でオイルを皮膚に載せます。オイルが十分に分配されるように、くぼめた手で始めて、徐々に手掌全体での完全なコンタクトに至るよう

にします。

　側弯症の場合には手は脊椎の湾曲を追うのではなく、理想的な本来あるべき真っ直ぐな脊椎に添って下方向の直線を描きます。その時は、実際の脊椎を柔らかく横切ることになります。

《アインライブング》

　第7頸椎の左右に両手の柔らかい手根で後頭部から来る流れに入ります。その後、中手で部分的に濃密にコンタクトし、吸いつくようなクオリティーで身体組織を捉えます〔更に練習するためには27ページを参照〕。そのためコンタクトの最大の頂点は、入った場所のすぐ近くとなります。

背部に下方向の直線を描く時の入る過程の始まり

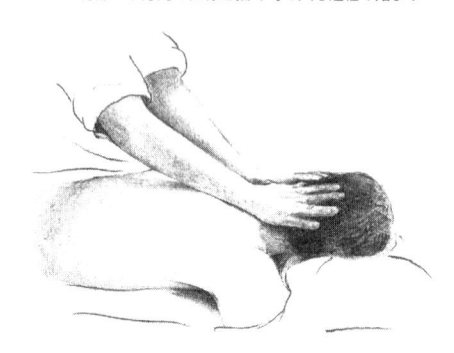

　ここで心の中でコンタクトを解き始めます。徐々にコンタクトを解く指で基準線に添って仙骨まで流れに寄り添ってゆきます。ゆっくりとコンタクトを解いてゆくこの過程で、徐々に流れを送ります。終了はできるだけ下方の仙骨部分で行います。流れを尾骨の方向に送ることができた後で、初めて両手は身体から離れます。下方向の直線を描く時には殆どの場合、指先はクライエントの頭部に向いています。

2）脇腹の直線

《概要》

　両手の中手で両脇腹に同時に下方向の直線を描きます。基準線はおよそベストの脇の縫い目の中腋窩線にあたります〔中腋窩線：腋窩から股関節まで〕。

《イメージ》

　両手で脇腹にしなやかに寄り添います。その時貴方はクライエントを押さえつけたいのではなく、重荷から解放したいのです。

《オイルの塗布》

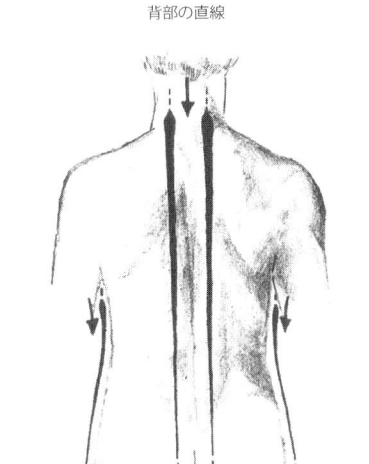

　最初の下方向の直線を描く時に、両手でオイルを皮膚に載せます。

背部の直線

《アインライブング》

　両方の中手で大抵は小指側から腋窩の下に同時に入り、部分的で濃密なコンタクトを取る中で吸い付くようなクオリティーで身体組織を捉えます。心の中でコンタクトを解き始めた後で股関節へと移動し、捉えた流れをゆっくりと離し、下肢へと送り響かせます。そうしてはじめて身体から手を離します。脇腹に十分に良く寄り添えるように、大抵指は斜めになりクライエントの腹部側へと向いています。

最初のコンタクトを解く段階の終わり

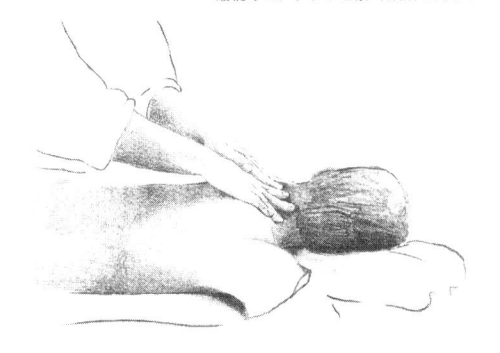

a）背部の長い直線の
　　バリエーション

　中手による部分的で濃密なコンタクトが終わり心の中で解きはじめた後で、コンタクトを指に移しながらゆるめます。ここでは指の位置は、まだおよそ第

7頸椎の高さです。その後両手で再度短く入り、再び身体に寄り添います。心の中でコンタクトを解き始めた後で、上記のように完全な直線で導き下ろします。

１６．頸部の直線

　私達の頸椎は脊椎の中で最も可動性の大きい多い部分です。頸椎の最上部にある環椎（アトラス）は頭蓋骨を支えています。ギリシャの神アトラスの肩には重い地球が載っていました。これとは対照的に、頭蓋骨は頸椎の上でバランスを取りながら完全な平衡を保ち、どの筋肉にも支えられる必要がありません。背部と頭部を結ぶこの頸部・肩領域で最も重要な筋肉は僧帽筋です。この筋肉は後頭部から肩関節へと広がり、再び狭くなって第12胸椎の辺りで終わります。肩甲骨の間は開いていて、何かを知覚できそうに感じられる背後の空間のための一種の目です。ここはジークフリートの急所で、ジークフリートがドラゴンとの戦いでその返り血を浴びた時、落ちてきた菩提樹の葉が張り付いていたことによってドラゴンの血が付かず、急所となってしまった部位なのです。

　私達が環境を知覚し、それに反応するための私達の心の中の動きは、多くを頸部の動きに拠っています。私達はこのことを「頸が凝る（Nackensteife）」ことによって、動きを限定されてはじめて気付くのです。頑な（hartnaeckig：硬い頸）で強情な（halsstarrig：頸の固まった）意志というものがあります。これとは反対に、同意する時には頸は自ら頸を折り頷きます。それどころか短い居眠りで首をこくりとする（Einnicken）時には、人はつかの間、意識を失くしてしまいます。頸部・肩領域はしばしば緊張し痛みを伴って硬直します。心身の負担が特にこの部分にのしかかり堆積します。私達は失敗します（geknickt：頸を折る）。そして意地悪く扱われる（ein Schlag in den Nacken:頸への一撃）時のダメージは大きいものです。

《概要》

　アインライブングを行う背部の大きさは、ウエスト丈の袖の短いタートルネックのベストの背面に対応しています。両手で同時に両背部にできる限り髪の生え際から始

めて3本の異なる直線をさすり下ろします。内側の直線を描く時には、脊柱起立筋に添って1回だけの抑揚のある（入り－解く）直線を胸椎の終わりまで描きます。中央の直線を描く時には、2回の抑揚のある（入り－解く）直線を耳の後ろから始めて肩甲骨へ向かい、胸郭の終わりまで描きます。外側の直線を描く時にも、やはり2回の抑揚のある（入り－解く）直線を耳の付け根の下端から始め、肩関節を通って上腕の中央辺りまで描きます。

《効果》

　頸部に下方向の直線を描くことで身体にしっかりと入り込むことを促し、流れを下方へと導く作用が生まれます。

《イメージ》

　上からやってきて頸の部分にのしかかっている圧迫され滞ったものが全て、この直線で掴まえられ下方へと送られます。感じとる目を曇らせかねない全てのものが押し流されます。中央と外側の直線では手は器のように上に開き、首の筋肉に柔らかくしなやかに寄り添って後頭部から来る流れを捉えます。人は自分の起源が人間を超えたものの中にあることを思い出し、再び人間を超えたものと結びつくのです。

《適応》

■強い肩の張りや過度の緊張による頭痛や頸部痛、冷たいすきま風による頸部硬直：ラベンダーオイル、ソルムオイル、アルニカオイル、トリカブトオイル
■例えばふわふわするような感じ、めまいや軽い嘔気のするクライエントが身体にしっかりと入り込むことを得るための助けとして、恐怖のトラウマの後に：ラベンダーオイル、ソルムオイル、アルニカオイル

　このような場合には、背部の直線もしくは末梢方向下肢アインライブングがしばしば効果的な治療となり得ます。

《禁忌》

■頸部・肩領域の皮膚損傷や滲出性皮膚疾患がある場合

《注意》

■頸部・肩領域の強度の疼痛部位、もしくは背部の癌疾患：これらの状況では、非常に軽やかに包み込むように広がりを持たせるようにアインライブングします〔タッチのクオリティー 34ページ参照〕。クライエントはタッチのクオリティーを心地よく感じなくてはなりません。

《所要時間》　頸部アインライブングは３〜５分間行います。

《施術後の安静》　クライエントの状態に応じて10〜20分間。

《クライエントの体位》

　大抵の場合、クライエントはベッドの縁か椅子に腰かけます。腰かけたクライエントの場合には、前腕を弛緩して大腿の上に置き、必要なら膝の上にまくらを置いて支えます。あるいは丁度気持ちの良い高さに調節した机の上に置きます。腹臥位のクライエント場合は、頸部や肩の筋肉ができるだけ弛緩するように、クライエントの腕を身体の脇に軽く置くか、肩関節を開いた形で置きます。頭部は横に向けるか、もしくは額に小枕を当てて支えます。腰部が過度に反っている人の場合には、状況に応じて腹部の下に枕を入れます。

《施術者の位置》

　施術者はクライエントの背後、状況によってはベッドサイドに、動きやすい姿勢で立ちます。

《オイルの塗布》

　最初に下方向の直線を描く時に、両手でオイルを皮膚に載せます。

１）内側の直線

《アインライブング》

　両手の柔らかい手根で頸椎の左右の両側にできる限り髪の生え際の近くで入ります。この入る過程は背部の直線の時のように行います〔117ページの図参照〕。その後中手で「部分的に濃密にコンタクト」し、吸いつくようなクオリティーで身体組織を捉えます。そのためコンタクトの濃密な頂点は、入った部分の近くに生じます。心の中でコンタクトを解き始めた後で平らにした両手で身体に寄り添い、胸椎の終わりまで脊柱起立筋をたどります。この道筋で徐々に捉えた流れを離します。流れを仙骨の方向に送り響かせることができた後に、初めて両手は身体から離れます。
　側弯症の場合には、手は脊椎の湾曲を追うのではなく、理想的な本来あるべき真っ直ぐな脊椎に添って下方向の直線を描きます。その時は、実際の脊椎を柔らかく横切ることになります。

頸部の中央の直線での入る過程の始まり

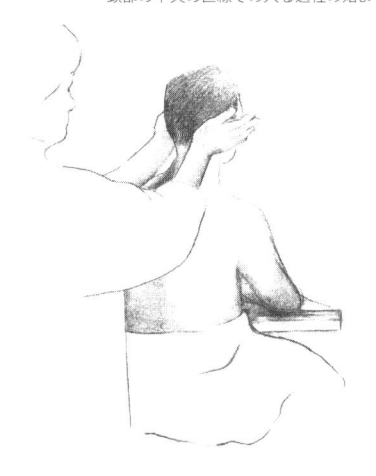

２）中央の直線

《アインライブング》

　柔らかい小指側の中手で、耳の後ろのできる限り髪の生え際近くで頸部の筋肉に入ります。その後両手で《部分的で濃密なコンタクト》を行います。つまり吸い付くようなコンタクトで、できる限り入り始めた場所の近くで身

127

体組織を捉えます。心の中でコンタクトを解き始めた後で、徐々に解きながら両手を肩甲骨に柔らかくしなやかに寄り添わせながら移動し、捉えていた流れを手離します。ここで「部分的で濃密なコンタクト」でもう1回入り、そしてコンタクトを解き、徐々に解きながら背部の左右のそれぞれの中央をたどり、肋骨の終わりまで至ります。この過程で指先が最終的には脇腹の方向を指すところまで手掌を回転させます。このことによって幅広い背部を温かく包むことができます。流れを臀部の方向に送り響かせることができた後で、身体組織からコンタクトを解きます。

3）外側の直線

《アインライブング》

頸部の直線

両手の指の柔らかい小指側で頸部の筋肉に添って耳の下に柔らかく入ります。心の中でコンタクトを解き始めた後で、両手のコンタクトを徐々に解きながら、かつ捉えていた流れをゆっくりと手離しつつ、肩関節に柔らかくしなやかに寄り添いながら移動します。この時肩関節に向けて心の中で息を吐きます。完全にゆるんだ両手でその先をスウィングします。肩関節の下方の肩の筋肉（三角筋）に中手でもう1回入り、そして徐々に少しずつコンタクトを解きながら、上腕の真ん中辺りまでたどりつきます。

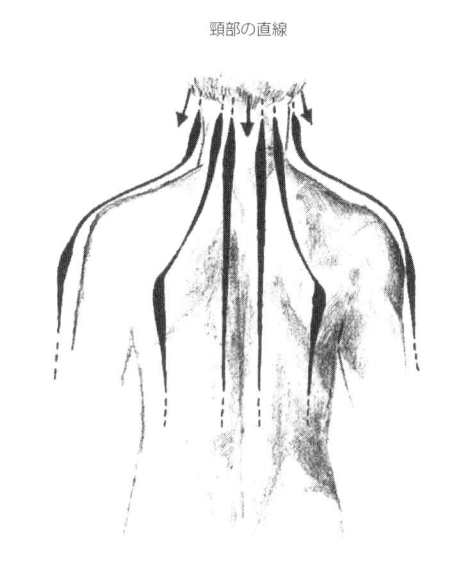

《施術のバリエーション》

頸部・肩領域全体に、リズミカルに呼吸する円を行うこともできます。ここでは髪の生え際から頸部・項部領域を通って胸郭の下縁まで、もしくは肩関節まで移動します。

その時濃密にコンタクトしている段階では、徐々に重荷を取り除きながら下方向へと向かい、決して頭部へ向ってはいけません。この円は両手で同時に背部の両側に行います。もしくは片手で背部の片側ずつに行います。この場合、もう一方の手は温くクライエントの上腕に置きます。このアインライブングは、痛みを伴って強直した筋肉をゆるめ弛緩させる働きがあります。しばしば続けて何回かの頸部の直線を追加して終ります。喉・頸部領域から肩関節、もしくは胸郭の端へ移動する温かい円あるいは半周違いの円はより強力に働きます。温かい円の実施方法については膝のアインライブング〔59ページ参照〕に、半周違いの円については背部アインライブング〔108ページ参照〕にそれぞれ詳細に述べています。

１７．喘息の直線

《概要》

両手を平行に並べて脊柱起立筋の直線を第７頸椎から胸椎の下3分の1のところまで1回行います。両手はその後分かれて、もう1回抑揚（入り－解く）をつけて肋骨を脇腹までたどります。アインライブングを行う背部の大きさは、およそ袖なしでウエスト丈のベストの背面に相当します。脇の縫い目は中腋窩線にあたります。

《効果》

脊柱起立筋に下方向の直線を描くことによって、より深くより静かな吸気が促されます。脇腹に向けて線を描くことで、喘息クライエントの痙攣発作のような呼気障害をゆるめるように広がりを持たせるように働きかけます。

《イメージ》

この喘息の直線は、クライエントが自分自身に立ち返るのを助けます。最初の直線の後に続く曲線では、クライエントは弛緩し広がりを与えられたかのような感覚を体

験し、吸い込みすぎた空気を再び吐き出すことができます。

《適応》

■喘息発作の開始時、痙攣性気管支炎：
　　　　　　　　タバコオイル、タイムオイル、ユーカリオイル
■気管支喘息の治療、喘息発作の予防：例えば就寝前に、ラベンダーオイル

　喘息発作の開始時にはクライエントを《一緒に連れて行く》ために、最初の直線でさすり下ろす時にクライエントの呼吸のリズムに合わせます。何回かの直線を描いた後で、クライエントと一緒に徐々に速度を遅くするよう試みることができます。

《禁忌》

■上背部に皮膚損傷や滲出性皮膚疾患がある場合

《注意》

■上背部の強度の疼痛、もしくは上背部の癌疾患。これらの状況では、非常に軽やかに包み込むように広がりを持たせるようにアインライブングします〔タッチのクオリティー34ページ参照〕。クライエントはタッチのクオリティーを心地よく感じなくてはなりません。

《クライエントの体位》

　クライエントはベッドか椅子に腰かけています。楽に呼吸できるように前腕を心地よい高さに置きます。しばしば胸近くの高さの机の上か大腿の上に置いた枕に乗せます。

《施術者の位置》

　施術者はクライエントの背後に動きやすい姿勢で立ちます。あるいは腰かけます。

《オイルの塗布》

　最初の直線を描く時に、同時に両手でオイルを皮膚に載せます。脇腹にまでオイルが十分に分配されるように、くぼめた手で始めて次第に手掌全体での完全なコンタクトに至るようにします。

《アインライブング》

a）最初に入る段階

　直線の始まりでは第7頸椎の横の脊柱起立筋に両手の柔らかい手根で入り、後頭部から来る流れを捉えます。胸椎の中間付近で中手でのコンタクトの濃密な頂点を迎えます。

b）最初に解く段階

　心の中でコンタクトを解き始めた後で、両手のコンタクトを更に弱めながら、胸椎の下方3分の1ほどにある方向転換点Uまで進みます。この途中で捉えていた流れを徐々に手離します。この方向転換点では、指の腹だけが身体組織に触れています。ここで身体組織とのコンタクトを失うことなく、心の中では完全に離れて〔置き去りにすることなくコンタクトを解く28ページ参照〕指先が次の入ろうとする方向である脇腹を指すところまで指の腹部分で手を回転させます。

喘息の直線における、手の外側への方向転換点

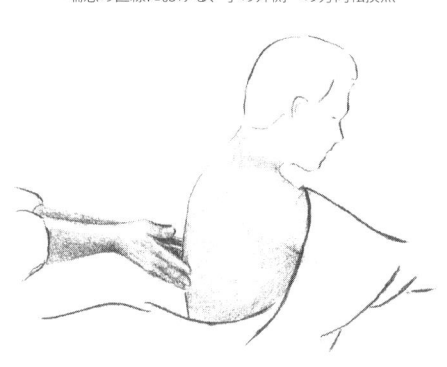

喘息の直線

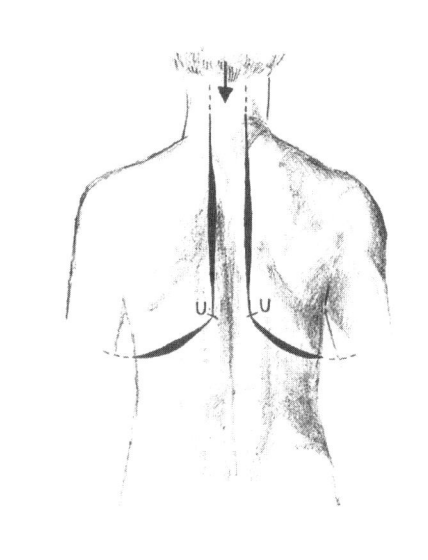

両手を十分に回転させることができる為には、方向転換点を胸椎から両横に５〜10センチほど離して置き、自分の立ち位置を更に後ろに置くことが良い助けとなります。

ｃ）２回目に入る段階

２回目に入る段階では、両手は徐々にコンタクトを濃密にしながら、しかし圧迫することなく肋骨を脇腹へとたどり、押しやることなく中手で再び身体組織を捉えます。その時軽く広げた指で肋骨と肋骨の間を感じとります。

ｄ）２回目にコンタクトを解く段階

２回目にコンタクトを解く段階では、胸郭に柔らかくしなやかに寄り添って脇腹まで進みます。「脇の縫い目」で施術者自身が心の中で広がりを持つような感覚を大事にしながら、身体組織からのコンタクトを解きます。

《所要時間》

このアインライブングは最大５分間とします。

《施術後の安静》　　状況に応じて５−20分間。

１８．呼吸促進の背部アインライブング

《概要》

両手を平行に並べて脊柱起立筋を第７頸椎から胸椎の下方3分の1のところまで1回の直線でさすり下ろします。その後、両手は分かれてもう1回抑揚（入り−解く）をつけながら肋骨を脇腹までたどります。アインライブングを行う背部の大きさは、およそ袖なしでウエスト丈のベストの背面に相当します。脇の縫い目は、中腋窩線にあた

ります。このアインライブングでは軟膏やオイルの塗布がしばしば重要となるため、手のコンタクトは上述した喘息の下方向の直線を描く時と違って、大抵手掌全体で行うことになります。

《効果》

　脊柱の横に下方向の直線を描くことによって、より深い吸気を促します。また肋骨に添って線を描くことで、弛緩したより深い呼気を促します。

《適応》

■基本的なケアの枠組の中で、肺炎予防のため、気管支炎や肺炎の治療のため、クライエントの状況によって、呼吸促進作用、去痰作用のある軟膏：例えば、プランタゴ・気管支バルサム、プランタゴ・コンプ軟膏、もしくはヴェレダ風邪軟膏。呼吸鎮静作用のあるオイル〔使用するオイル38ページ参照〕：例えば、ユーカリオイル、タイムオイル、ラベンダーオイル。

《禁忌》

■上背部の皮膚損傷や滲出性皮膚疾患がある場合。

《注意》

■上背部の強度の疼痛、もしくは上背部の癌疾患。これらの状況では、非常に軽やかに包み込むように広がりを持たせるようにアインライブングします〔タッチのクオリティー34ページ参照〕。クライエントはタッチのクオリティーを心地よく感じなくてはなりません。

《クライエントの体位》

　ベッドの中の、あるいはベッドの縁や椅子に腰かけているクライエントを弛緩した

姿勢にするために、前腕を大腿の上に置いた枕に乗せます。あるいは丁度気持ちの良い高さに調節した机の上に置きます。腹臥位もしくは平らな横臥位のクライエント（横臥位の場合には、施術者の手が脇腹に届くように脇腹の空間を十分にとります）の腕は身体の脇に軽く置くか、肩関節を開いて置きます。頭部は横に向けるかもしくは額に小枕を当てて支えます。腰部が過度に反っている人の場合には、状況に応じて腹部の下に枕を入れます。

《施術者の位置》

　施術者はベッドサイドに、状況によってはクライエントの背後に、動きやすい姿勢で立ちます。

《イメージ》

　アインライブングの第一の段階でクライエントを「迎え入れ」ます。その後、クライエントが心の中で広がりを持つような感覚を体験することを通して、深い呼気を促します。

《オイルの塗布》

　最初の直線を描く時に、同時に両手でオイルを皮膚に載せます。脇腹にまでオイルが十分に分配されるように、くぼめた手で始めて次第に手掌全体での完全なコンタクトに至るようにします。

《アインライブング》

　a）最初に入る段階

　最初に入る段階では、第7頸椎の横の脊柱起立筋に両手の柔らかい手根で入り、後頭部から来る流れを捉えます。基準線に添って下方に進むのに伴ってコンタクトを徐々に濃密にし、胸椎のまん中辺りで中手でコンタクトの濃密な頂点を迎えます。

b）最初のコンタクトを解く段階

最初の解く段階で、心の中でコンタクトを解き始めた後、両手で胸椎の下方3分の1ほどにある方向転換点Uまで移動します。心の中では完全にコンタクトを解きながらも、手掌の全体での、もしくは指でのコンタクトは保たれます。

呼吸促進の背部アインライブング

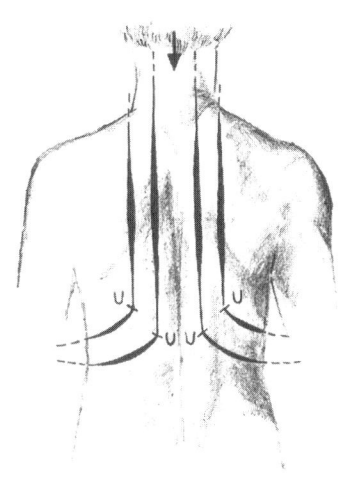

c）2回目に入る段階

2回目に入る段階では、両手は圧迫することなく、濃密にコンタクトしながら、軽く広げた指で肋骨を脇腹へとたどります。

d）2回目にコンタクトを解く段階

2回目にコンタクトを解く段階では、脇腹まで進み「脇の縫い目」で身体組織からのコンタクトを離します。
<u>脇腹でコンタクトを解くときは、施術者自身が心の中で広がりを持つような感覚を大事にしながら、身体組織へのコンタクトを解きます。</u>
オイルを背部全体に塗布するために、直線同士のすきまが空かないように行います。その他にも手のコンタクトは喘息の直線に比べて、手掌全体で行うようにします。

《所要時間》

この直線は5〜10回行います。もしくはオイルが十分塗布されるまで行います。

《施術後の安静》

状況に応じて10〜15分間。

《施術のバリエーション》

　このアインライブングは、片手だけで、背部の左側と右側のそれぞれに行うこともできます。例えば特に寒さに敏感なクライアントの場合や、横向きになっていて背部の片側にしか行えない場合、もしくは片手の方がより上手にアインライブングできる時などです。

１９．胸部アインライブング

　「リズムシステム」の中心器官である心臓と肺は、胸部空間に存在します。胸部空間は12組の肋骨から構成される胸郭に包まれています。この肋骨は胸椎から始まって、最上部では前面の胸骨で出会います。下方の肋骨のうちの何本かは、端部が軟骨状になっており、肋骨の湾曲で胸郭の下端を形作っています。横隔膜が胸部空間の下方を閉じています。
　私達は胸をリズムの中心であるだけでなく、自分自身の中心としても感じています。私達は自分が正しいと証明するとき胸（Brust）を叩き、確信（Brustton）を持って代表を務め、胸を張って（geschwellter Brust）誇る（brüsten）という言葉を持っています。

《概要》

　通常は両手で同時に、胸部の両側に2回の抑揚（入り－解く）をつけて線を描きます。肩関節の横から始めて、胸骨の上を通って肋骨の湾曲の下縁まで、そこから肋骨に添って脇腹までたどります。

《効果》

　この胸部アインライブングは、呼吸を促し何よりも呼気を深くします。そのことで、不安や精神的な圧迫や緊張のある時にも、呼吸を楽にすることができます。

《イメージ》

　このアインライブングの最初の部分では、施術者はクライエントが自分自身を中心に据えること、「末梢から自分の中心へと戻る」ことを助けます。第二の部分では、広がりを与えられたかのような感覚、ゆるめられた感覚、息を吐くことができると言う感覚をクライエントに与えようと試みます。

《適応》

■基本的なケアの枠組の中で、肺炎予防のため、気管支炎や肺炎の治療のため：クライエントの状況によっては呼吸促進作用や去痰作用のある軟膏、例えば、プランタゴ・気管支バルサム、プランタゴ・コンプ.軟膏、もしくはヴェレダ風邪軟膏。呼吸鎮静作用のあるオイル〔使用するオイル38ページ参照〕：例えば、ユーカリオイル、タイムオイル、ラベンダーオイル
■重症気管支炎の後、肺炎罹患後などにおける肋骨部疼痛：トリカブトオイル、ラベンダーオイル、ソルムオイル、メリッサオイルなど。
■全身アインライブングの一連の流れの中で行います。

《禁忌》

■胸部の皮膚損傷や滲出性皮膚疾患がある場合

《注意》

■胸部の強度の疼痛、もしくは胸部の癌疾患。これらの状況では、非常に軽やかに包み込むように広がりを持たせるようにアインライブングします〔タッチのクオリティー34ページ参照〕。クライエントはタッチのクオリティーを心地よく感じなくてはなりません。

《クライエントの体位》

　クライエントは、大抵はベッドに仰臥位になります。状況により上体を少し起こします。

《施術者の位置》

　施術者はアインライブングを行う側のベッドサイドに、動きやすい姿勢で立ちます。全身アインライブングの時には、ベッドの右側に立ちます。

《オイルの塗布》

　最初の直線を描く時に、同時に両手でオイルを皮膚に載せます。脇腹にまでオイルが十分に分配されるように、くぼめた手で始めて次第に手掌全体での完全なコンタクトに至るようにします。

《アインライブング》

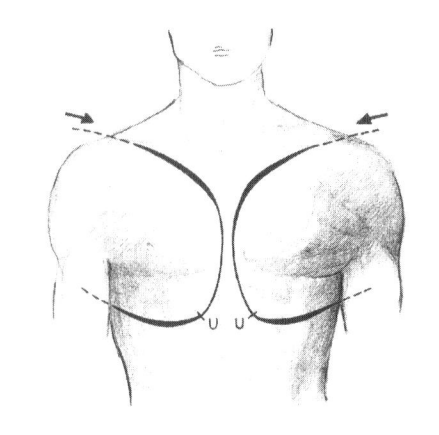

胸部アインライブング

　肩関節の横の鎖骨下に両手で同時に柔らかい手根で入ります。その後、コンタクトを濃密にしながら胸骨上部に進みます。ここでコンタクトの頂点を迎えます。心の中でコンタクトを解き始めた後で、両手で胸骨の上を軽やかに滑りながら肋骨の湾曲上にある方向転換点Uへと進みます。ここでコンタクトを指の腹だけにまで減じます。胸の形により両手を並べて滑らせるか、もう片方の手の上に乗せた他方の手を流れを妨げないように滑らせ、胸骨下縁で再びコンタクトを解きます。後者

の手の動きの方がより強く集中した効果が得られます。これに対して手を平行に動かす前者では、より平面的で温かいコンタクトになり、これは軟膏塗布などに適しています。

　方向転換点Uでは身体組織を置き去りにすることなく〔置き去りにすることなくコンタクトを解く28ページ参照〕、心の中で完全にコンタクトを解かなくてはいけません。それによって、手と前腕を新たに入ろうとする方向へ向けることができます。このことは方向転換点を肋骨のアーチのおよそ中央とし、その他全てのアインライブングと同じく、クライエントの上体との距離を十分大きく取り、ベッドを高く設定しすぎないことで容易になります。

　<u>腹腔神経叢の上は非常に圧迫に敏感なので、このアインライブング中に手で触れないようにします。</u>

　第二の濃密に入る段階では、手は肋骨をたどり、圧迫することなく、もう1回手掌全体でコンタクトを増します。続くコンタクトを解く段階では、脇腹まで移動し「脇の縫い目」で身体組織からのコンタクトを離します。

《所要時間》

　この直線は5〜10回、もしくはオイルが塗布されるまで行います。全身アインライブングの一連の流れの中で行う時には、2〜3回行います。

《施術後の安静》

　状況に応じて10〜20分間。

《施術のバリエーション》

　特に寒さに敏感なクライエントやプライバシー（羞恥心）を守る必要性が高い場合、もしくは施術者が片手の方がより上手にアインライブングを行える時には、片側の胸部アインライブングを行います。そうした場合は通常、同じ片方の手でそれぞれの胸の片側ごとにアインライブングを行います。他の片手でのアインライブングと同様、空いている方の手はクライエントとのコンタクトを保ちます。例えばクライエントの

前腕に置きます。このアインライブングでは、両手で行う時と比べて自分を中心に据える感じや広げられる感じがやや減少します。

２０．腹部アインライブング

腹腔には消化器官と生殖器官があります。この領域では、動き温めると同時に、最も多様なプロセスが行われます。腹腔の上部は横隔膜で、下部は骨盤で区切られています。周囲は胸・腹筋群で囲まれています。腹筋は背部の筋肉と共に上体を直立させ動かすことを可能にし、また呼吸を支えています。胃の上部には多くの神経の末端である腹腔神経叢（太陽神経叢）があり、それは多くの腹部器官にとって重要な自律神経系システムの一つの中心です。それはまた「腹部の脳」とも呼ばれています。多くの人はこの部分を押されたり、人によっては触れられたりすることにさえ敏感なので、非常に軽やかに優しくアインライブングを行うだけにします。

《流れ》

腹部を温かい円でアインライブングします。最後に大腸の直線を何回か下方向に描いても良いでしょう。

《効果》

温かい円は腹部全体を温め、十分に呼吸させ、鎮静します。神経質で過重な腸の活動を促しつつゆるめ鎮静します。大腸の直線は腹部膨満を軽減し、排便を促します。

《施術の可能性》

■痙攣や鼓腸、腸蠕動の低下、便秘による腹痛：クライエントの状況に応じて、例えばキャラウェイオイル、カミレオイル、メリッサオイル、タバコオイル
■例えば緊張性の腹部症状のような神経因性の自律神経障害：クライエントの状況に

応じてカミレオイル、ラベンダーオイル、メリッサオイル、サワークレー軟膏で治療
■妊娠線の予防もしくは産後の皮膚や筋肉の回復促進：ヴェレダ妊娠ケアオイル、ヴェレダ・アルニカ・マッサージオイル、エムリジオ・ヒペリシ・コンプ（Emulsio Hyperici comp.：イタ・ヴェーグマン医薬品研究所）、スピノサスモモオイル、ヨハネスクラウトオイル
■全身アインライブングの一連の流れの中でも行います。

《禁忌》

■腹部に皮膚損傷や滲出性皮膚疾患がある場合。

《注意》

■腹部領域の急性炎症
■原因不明の腹痛
■腹部領域の疼痛もしくは腹部領域の癌疾患
■腸閉塞

　これらの状況では、非常に軽やかに包み込むように広がりを持たせるようにアインライブングします〔タッチのクオリティー34ページ参照〕。クライエントはタッチのクオリティーを心地よく感じなくてはなりません。このことは妊婦に対しても同じです。高熱や急性の炎症の場合には、軟膏布や湿布などのような他の処置の治療効果の有効性についても検討します。

《所要時間》

　1回の腹部アインライブングは1〜3分間続けます。その時に温かい円や直線を何回行うかは、クライエントの状態によります。全身アインライブングの一連の流れの中で行う時には、大腸の直線での刺激は行わず、温かい円を3回ほど行います。

《施術後の安静》　　状態により10〜20分間。

《クライエントの体位》

クライエントは仰臥位になります。腹壁ができるだけ弛緩するように、状況により膝の下に枕を入れます。

《施術者の位置》

施術者は右側のベッドサイドのクライエントの大腿付近の位置に、動きやすい姿勢で立ちます。

１）温かい円

《概要》

通常は両手で脇腹から始めます。そして時計回りに臍の周りに温かい円を描きます。円の方向は大腸の走行に添って行います。左手が「導く役割を持つ手」として皮膚とのコンタクトを常に保ちます。

《イメージ》

高価で壊れやすい球に、呼吸する円で、両手で近づきます。この球に入りながら注意深く捉え、軽やかに天の方向へと持ち上げるような気持ちで行います。

《オイルの塗布》

脇腹から始まる最初の温かい円を描く時に、同時に両手でオイルを皮膚に載せます。オイルが脇腹だけで無くなってしまわないよう、くぼめた手で始めます。

《アインライブング》

　以下の温かい円の説明では、臍を中心とした時計の文字盤のイメージを助けとしています。図では左手を内側の円の線で表しています。温かい円の実施については、膝のアインライブング〔59ページ参照〕で詳しく述べています。

a）開始

腹部アインライブングの入る過程の開始

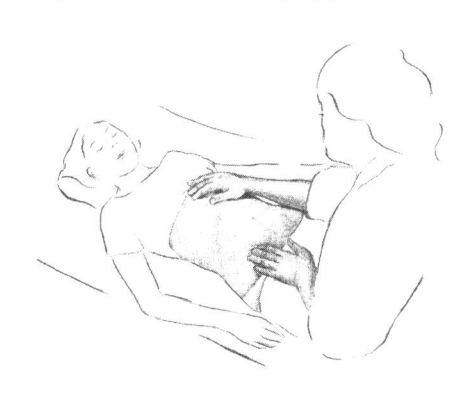

　腹部領域は触れられることに敏感でありプライベートに感じられる部分なので、最初の接触は大抵、脇腹に繊細に、しかし確かなタッチのクオリティーで行います。この間にクライエントは慣れることができます。その後両手は上に滑り、すぐに最初の温かい円へと移ります。全ての温かい円と同様、両手は常に向かい合っています。

b）入る段階

腹部の温かい円におけるコンタクトの頂点

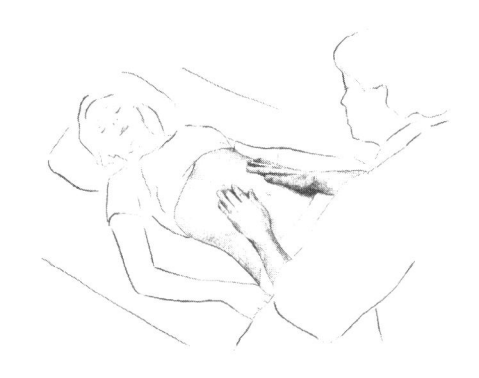

　左手は平らな指の腹で右下にある腸骨稜に７時の地点で入ります。右手は柔らかな手根で左側の肋骨の湾曲の下縁に１時の地点で入り始めます。左手はコンタクトを徐々に濃密にしながら更に移動します。中手が９時の地点に来た時に、コンタクトの濃密な頂点を迎えます。右手は徐々にコンタクトを濃密にしながら

3時の地点まで円をたどり、そこでやはり中手でのコンタクトの頂点を迎えます。両方の中手はこの時、意識的に向かい合っています。

c）コンタクトを解く段階

　左手は心の中でコンタクトを解き始めた後もそのまま移動します。ここで腹腔神経叢、つまり肋骨の湾曲の間をイルカが水上を跳ぶかのように弧を描いて横切ります。心の中では完全に離れていて殆ど触れないような状態です。その先の道筋では、指先は左脇腹を指し示します。7時の地点では、指の腹までコンタクトをゆるめています。右手は円をたどり、同様にコンタクトを弱めつつ、腸骨稜のあたり、5時の地点で身体組織を離れ、円を空中で完成させます。

d）次に入る段階

　左手が新たに入れるように、手は方向を変えなくてはなりません。完全に心の中でコンタクトを解き、手と前腕の方向を指先が8時の地点を指すところまで回転し、入ろうとする方向に向けます。ここで右手と一緒に再び入り始めることができます。温かい円は、アインライブングの流れの中で小さくなったり大きくなったりすることができます。終了は最後の温かい円のコンタクトを解く段階で行います。右手は5時の地点でコンタクトを解きます。左手は更に円をたどり、やはり5時の地点でコンタクトを解きます。
こうして解く時、大腸の走行は小骨盤方向にあるとイメージします。

腹部アインライブング

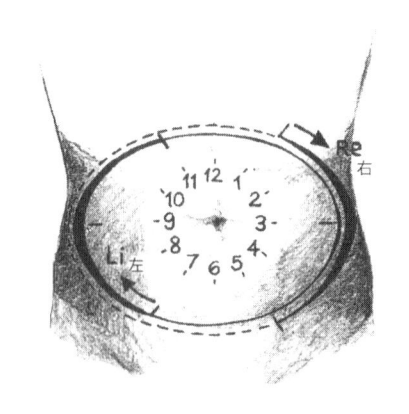

2）大腸の直線（直腸の直線）

《概要》

　左右の手で交互に、左の脇腹から小骨盤方向に下方向の直線を描きます。

《アインライブング》

　上述したように、右手は最後の温かい円で身体組織からのコンタクトを解きます。左手はこの時、上部の円弧の始まりにいます。そこで心の中で完全にコンタクトを解き、腹部神経叢領域の上を左側上部の脇腹に移動します。最後の肋骨の下方で身体組織に寄り添い、中手で部分的に濃密にコンタクトしながら入ります。そうして心の中でコンタクトを解き、ゆっくりとコンタクトを弱めながら下方に走る大腸に添って小骨盤方向に進み、心の中で完全にコンタクトを解いた後で身体組織からのコンタクトを解きます。この時右手は同じように左の脇腹の上部に入り、同様に下方向の直線を描きます。左右の手で交互に、クライエントの状況に応じて大腸に下方向の直線を何回か描きます。

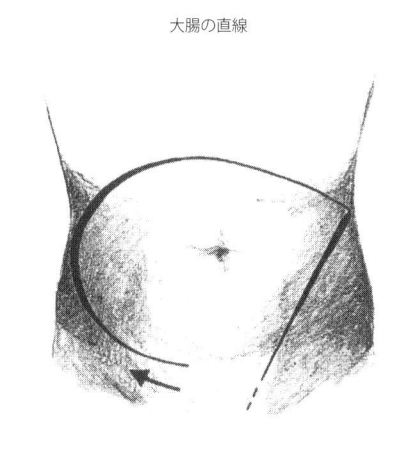

大腸の直線

《施術のバリエーション》

a）簡単なバリエーション

　簡単なバリエーションとして、片手でできるだけ平らに温かく臍の周りに円を描いても良いでしょう。上述した腹部アインライブングと同様に時計回りに進みます。腹部神経叢領域は、非常に軽やかにアインライブングするだけにしておきます。リズミ

カルな強調は左の脇腹で行います。最後に手は小骨盤の方向にコンタクトを解きます。片手の円は、例えば小さな子どもに適しています。

b）より強く腸蠕動を促進する

　より強く腸蠕動を促進するためには、左手で１時の地点と５時の地点の間で繊細に抑揚（入り－解く）をつけ、更にリズミカルな変化を与えても良いでしょう。

c）上腹部アインライブング

　完全に弛緩した片手で、軽やかに均一に流れる円を、腹部神経叢領域である上腹部に行うことができます。このアインライブングは、サワークレー軟膏を用いて、トラウマ体験や手術といったようなショックな状況をより良く消化する目的の「ショックセラピー」として頻繁に行われます。クライエントの状況によって、場合によっては同じ日に複数回行っても良いでしょう。

d）膀胱アインライブング

　膀胱周辺にできるだけ平らにした片手で軽やかに円をかすかな抑揚（入り－解く）をつけて描きます。恥骨領域の上方の円の切れ目では、手は皮膚から離れています。あるいは、膀胱周辺を行き来する半円を毎回リズミカルな抑揚（入り－解く）をつけて数回描くこともできます。この時、三日月や膀胱が隠れるような器（この時、膀胱は、この器の中に入っています）を思い浮かべると良いでしょう。このアインライブングは、例えば膀胱炎などの時に銀軟膏やユーカリオイルを用いて行います。

２１．全身アインライブング

　全身アインライブングでは全身をアインライブングします。これはクライエントにとって実に「全体的な」そして総合的な治療となります。クライエントとの申し合わ

せで、特に敏感な箇所やプライベートな箇所については省くこともできます。
　全身アインライブングを行う人には、リズミカルなアインライブングの訓練と確かさが求められます。そうした人だけが、個々のアインライブングを落ち着いて、また不要な中断なしに全体へと組み立てることができるからです。
　全身アインライブングの流れを私達がどのように行っているかを述べてみましょう。またその中で、掛物や敷物の使い方への助言も行いたいと思います。全身アインライブングでは、不必要な熱の損失を避けるために、身体の個々の場所で必要な短時間だけ掛物を外すようにします。

《効果》

　一般的に全身アインライブングは、身体全体を芯から温め弛緩させ魂の心地良さを高め調和的に働くと言えます。あるクライエントには自分自身から自由になるのを助け、また別のクライエントには自分自身に戻ることを助けます。活気を与える一方で、心地よい疲れももたらします。身体の境界を体験することによって、自分自身と和解することができるのです〔全般的な効果と適応34ページ参照〕。この効果を特定のオイルを用いることによって方向づけたり強めたりすることができます。

《準備物品》

■全身アインライブングの後、クライエントをしっかりとおおうことができるように大きなフランネルの布を使います。バーシェント亜麻布が適しています。
■プライバシーと熱を守るために、大きなバスタオルを半分に折ってクライエントの上半身をゆったりとおおうようにします。
■体格の大きさと皮膚の状態に応じて、20ミリリットル程度の乳液かオイルが必要です。予め温めておきます。
■もみ殻枕、もしくは膝ロール。
■あらかじめ布を温めておくための熱すぎない湯たんぽ3〜4個。

《実施》

　部屋を準備する時には、相応しい室温と明るさに注意します。状況に応じて、できるだけ邪魔になるものを遮断するようにします。あらかじめ温めておいたフランネルの布をベッドに広げます。その上にクライエントが衣服を脱ぎ、ショーツだけになって横たわります。クライエントの上半身を肩まで、できるだけ速やかに温めておいたバスタオルでおおいます。下肢をフランネルの布の中に包み込む時は、安楽なように離し、容易に下肢アインライブングができるように其々におおうようにします。その上から掛布団でおおいます。心地よく横になり、肩のアインライブングを行いやすいように枕を整えます。

a）背部

　背部は左のベッドサイドからアインライブングします。クライエントは身を起こして座位になります。施術者は肩を前面から左手で軽く支え、バスタオルも同時に押さえて胸をおおうようにします。最初に背部の右側を、その後左側をアインライブングします。クライエントを元通りに寝かせ、上体を肩までバスタオルでおおい掛布団をかけます。クライエントが腰かけることができない時には、横になったままで背部アインライブングを行います。このことは全体の流れにとっては、やや大きな支障となります。

b）腕

　同ベッドサイドから左腕をアインライブングします。その後ベッドの右側に移動して右腕をアインライブングします。その度に直ぐにフランネルと掛布団で再びおおいます。

c）胸部

　掛布団とバスタオルを臍の高さまで引き下げます。胸をアインライブングし、再びバスタオルでおおいます。

d）腹部

　掛布団を腰部まで引き下げ、バスタオルを引き上げます。腹部をアインライブングし、再びバスタオルでおおいます。これで上半身のアインライブングが終ります。ここでクライエントの肩の上方まで注意深く掛物でおおいます。

e）右下肢

　掛布団を斜めに折り返して、もみ殻枕を大腿の下（布の下です！）に置きます。ふくらはぎをアインライブングします。その後、もみ殻枕を膝と下腿の下辺りに置き、大腿をアインライブングします。枕を取り除き、足をアインライブングします。その後、右脚をしっかりとおおいます。

f）左下肢

　左右を替えてベッドの左側で左足を同様にアインライブングします。
クライエントは通常、アインライブングと使用するオイルとで心地よく芯から温められます。状況に応じて、又は温める必要がある時には、温かい湯たんぽを足先や体側や腹部の上に置いても良いでしょう。

《所要時間》

　全身アインライブングでは、身体の個々の部位を少ない回数で、大抵は１～２回の大きな動きでアインライブングします。使用したオイルの力とアインライブングが、施術後の安静の間に呼び起こす余韻を信頼して行います。準備を終えたところから最後の掛け物をおおうまでの純粋なアインライブングの時間は、２０分間ほどです。このアインライブングには高い集中力が必要であるため、それ以上長く行うべきではありません。そうしないとクライエントにも負担となってしまいます。

《施術後の安静》

 30～45分間。
 クライエントはこの間邪魔されることなく心地よく横になっているべきです。その間汗をかくことも震えることもないようにします。

２２．ペンタグラムアインライブング

《流れ》

 ペンタグラムアインライブング（五芒星<ruby>アインライブング</ruby>）は、5日間連続して毎日一つの部位をアインライブングするものです。最初の日は右下肢にアインライブングを行い、次の日は左腕に。その後右腕、左下肢、そして最後の日に背部に行います。その後2日間休憩します。こうして7日間のリズムが生まれます。それぞれの部位をそれぞれ決まった曜日にアインライブングします。同じ時刻に行うことが望ましく、可能であれば日曜日から始めるのが良いでしょう。このアインライブングは4週間続けるべきです。全ての生命力は4週間のリズムを持っているからです。

《順序》

 人間の身体には生命の流れ（エーテルの流れ）があります。それは上述したような方向に流れています。そしてこの流れによって人間の身体は形づくられます。ルドルフ・シュタイナーはこのことについて次のように述べています。「宇宙からやってくるエーテルの流れが、いつも人体を循環しています。こうした流れは頭部から入り、右下肢へ行き、そして左手へ、そして右手へ、その後左下肢へ、そしてそこから頭部へ戻ります。両手を広げて今述べた位置に立つ人間を思い浮かべれば、この流れはペンタグラム（星）のフォルムとなります」
（全集番号245　1906年11月14日　秘教的講座のノートより）

《効果》

　ペンタグラムアインライブンクにより、人間を再び宇宙のエーテルの流れに結びつけることができます。そうすることで人体を構築し回復する力が強められます。身体のそれぞれの部位が日々施術されることを通して、絶えず新たな場所でこの流れが活性化されます。クライエントは、個々のアインライブンクを無意識の中で結びつけることで全体像を創り上げます。このことが、とりわけ「滞った」あるいは「枯れかけた」生命力を刺激し強め、そのことによって動きを再びもたらしてくれます。

《適応》

　ペンタグラムアインライブンクは、例えば身体的にまたは精神的に過重な状況にあって疲労困憊した人や、全身のアインライブンクを必要としているような人に対して行います。そのような人は往々にして特別に「オープン」で過敏になっています。そのため全身アインライブンクの施術時間でさえも過剰な負担となるのです。

《所要時間》　　５分程度。

《施術後の安静》　　10〜20分間。

五芒星の形に立つ人間

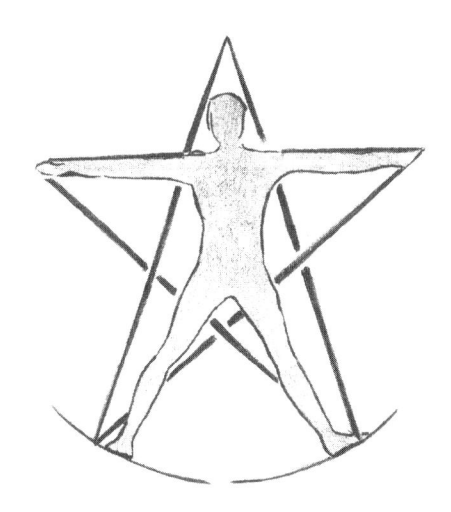

索 引

足のアインライブング
　　　（Fußeinreibung）……………75
温かい円（Wärmekreis）
　　　　　31,36,62,63,68,99,129,140
移動する温かい円
　　　（wandernde Wärmkreise）……37
移動する円（wandernde Kreise）………37
イメージ（Inneres Bild）………25,37,45,52
動きの衝動（Bewegungsimpuls）………32
動きやすい立ち方
　　　（Bewegliche Schrittstellung）……47
オイル（Öl）……………………………41
回外位（Supination）………58,61,92,95
掛物（Abdecktücher）…………………48
下肢アインライブング
　　　（Beineinreibung）………………53
肩のアインライブング
　　　（Schltereinreibung）……………99
下方への流れを促す（Ableiten）
　　　　　39,53,76,104,106,110,119
身体にしっかりと入り込む（Inkarnieren）
　　　　　21,38,53,76,83,104
　　　　　110,115,119,125
軽さ（Leichte）……………22,30,63,114
基準線（Leitlinie）………………28,36
胸部アインライブング
　　　（Brusteinreibung）………………136
距離（Abstand）…………………26,46
禁忌（Kontraindikationen）…………40

クッション（Lagerungsmaterial）………48
軽擦法（Streichung）………………22,36
頸部の直線
　　　（Nackenabstriche）……………124
コンタクトを徐々に強める
　　　（Zunehmender Kontakut）…24,29
コンタクトを濃密にする
　　　（Verdichten）………………23,29
コンタクトをゆるめる
　　　（Abnehmender Kontakt）……24,31
姿勢（Haltung）………………27,33,46
姿勢（立ち方）（Schrittstellung）………47
集中力（Intention）………………25,27
手根（Handwurzel）………………22,29
手指（Fingerhand）……………………22
上肢アインライブング
　　　（Armeinreibung）………………87
大腿アインライブング
　　　（Oberschenkeleinreibung）………67
上腹部アインライブング
　　　（Oberbaucheinreibung）…………146
吸いつくようなタッチのクオリティー
　　　（Saugende Griffqualität）………30
施術後の安静（Nachruhe）　25,38,51,150
全身アインライブング
　　　（Ganzeinreibung）………………146
喘息の直線（Asthma-Abstrich）………31,129
速度（Geschwindigkeit）………………26
立つこと（Stand）　………………46

タッチのクオリティー	
（Berührungsqualität）………22	
（Griffqualität）………………37	
注意深さを移動させる	
（Wandernde Aufmerksamkeit）…30	
注意を向ける	
（Aufmerksamkeit）……… 27,30,32	
中手（Mittelhand）………………23,30	
直線（Abstrich）	
36,60,76,119,124,129,145	
包み込むようなタッチのクオリティー	
（Umhüllende Griffqualität）………37	
手のアインライブング	
（Handeinreibung）………………89	
転換点（Umkehrpunkt）…………24,27	
解く（Lösen）………………23,31,34	
流れ（Strom）……………………28,36	
流れを促すタッチのクオリティー	
（Strömende Griffqualität）………36	
軟膏（Salbe）………………………41	
乳液（Emulssion）…………………42	
熱プロセス（Wärmeprozesse）………48	
背部アインライブング	
（Rückeneinreibung）……………103	
背部の直線（Rückenabstrich）………119	
入る（Eintauchen）………………23,29,33	
入ろうとする衝動	
（Eintauchimpuls）………………31,34	

半周違いの円　（Phasenverschobene	
Kreise）　………113,129	
膝のアインライブング	
（Kneeeinreibung）………………62	
広がるようなタッチのクオリティー	
（Weitende Griffqualität）………37	
腹部アインライブング	
（Baucheinreibung）……………140	
腹腔神経叢（Sonnengeflect）……139,140	
部分的で濃密なコンタクト	
（Lokale Verdichtung）…………30	
部分的で濃密なコンタクト	
（Örtliche Verdichtung）	
30,122,127,145	
触れ方の集中度	
（Berührungsintensität）………24,29	
舳先の波（Bugwelle）……………28,36	
ペンタグラム（Pentagramm）………150	
膀胱アインライブング	
（Blaseneinreibung）……………146	
方向性（Orientierungslinie）………29	
母指（Daumen）……………………22	
結びつく（Binden）………………23	
指の腹（Fingerbeere）………23,29,31	
ゆるんだ手（Gelöste Hand）………31	
リズミカルな抑揚	
（Rhythmische Betonung）……28,36	
リズム（Rhythmus）………17,25,33,47	
レムニスカート（Lemniskate）………31	

参考文献

Hauschka,Margarethe: Rhythmische Massage nach Dr.Ita Wegman.Schule für künstlerishe Therapie und Massage,Bad Boll.

Grah,Christian: Das Menschlichste am Menschen ist sein Fuß.Tycho de Brahe-jahrbuch für Goetheanismus 1986, Selbstverlag im Rahmen der Anthroposophischen Buch Cooperative.

Glas, Norbert: Die Hände offenbaren den Menschen. J. Ch.Mellinger-Verlag, Stuttgart 1981.

Helbing, Hanno:Rhythmus. Ein Versuch. Suhrkamp Verlag.

Hörner, Wilhelm: Zeit und Rhythmus. Verlag Urachhaus, Stuttgart 1991.

Mc Keen, Thomas: Wesen und Gestalt des Menschen. Verlag Freies Geistesleben, Stuttgart 1996.

Rosslenbroich, Bernd: Die rhythmische Organisation des Menschen. Verlag Freies Geistesleben, Stuttgart 1994.

Vogel, Lothar: Der dreigliedrige Mensch. Philosophisch-Anthroposophischer Vertag, Dornach/Schweiz 1979.

リズミカルアインライブングを学べる教育施設

■アントロポゾフィー医学に基づく教育施設および病院

ドイツを中心にたくさんの施設がありますが、必要に応じて最新の情報を下記連絡先に問い合わせることをお勧めします：

ゲーテアヌム医学部門
Goetheanum Medizinische Sektion
sekretariat@medsektion-goetheanum.ch

ドイツ人智学看護協会
Verband für Anthroposophische Pflege e.V.
mail@vfap.de

スイス人智学看護協会
APIS / Verein Anthroposophische Pflege in der Schweiz
info(at)apis-saes.ch

著者　翻訳者　プロフィール

■著者：Monika　Fingado（モニカ　フィンガドー）
看護師。クラニオセイクラルセラピスト。イタ・ヴェーグマン・クリニック（現クリニック・アーレスハイム：スイス／アーレスハイム）に長年勤務し、リズミカルアインライブング教育、湿布教育に携わる。リズミカルアインライブング・湿布に関する著書多数。Rhythmische Einreibungen: Handbuch aus der Ita Wegman Klinik（Natura Verlag）、Therapeutische Wickel und Kompressen: Handbuch aus der Ita Wegman Klinik（Natura Verlag）、Praxishandbuch Rhythmische Einreibungen nach Wegman/Hauschka（HUBER）（共著）。

■翻訳者：伊藤良子
聖路加看護大学（現聖路加国際大学）卒業後、聖路加国際病院勤務を経て渡独、Freies Jugendseminar、Fortbildungsinstitut des Verbandes anthroposophisch orientierter Pflegeberufe e.V.（アントロポゾフィー継続看護教育インスティテュート）でシュタイナー看護（アントロポゾフィー看護）を学ぶ。その間 Filderklinik、SonnenHof、GemeinschaftsKrankenhaus Herdeke、Friedrich-Husemann-Klinik、Ita Wegmann klinik（現 Klinik Arlesheim）にて研修。同ゼミナールにて湿布療法、リズミカルアインライブングの助手を勤める。帰国後、奈良文化女子短期大学非常勤講師、バプテスト看護学校非常勤講師を経て1997年京都市立看護短期大学講師・准教授。京都ノートルダム女子大学大学院人間文化研究科修士課程卒業。2014年京都看護大学准教授。専門は母性看護学。訳書に「看護記録をマスターする―実践の質的向上をめざして」医学書院（共訳）。

■翻訳者：伊藤壽浩
京都工芸繊維大学建築工芸学科卒業後、設計事務所勤務を経て渡独、Freies Jugendseminar、Freie Hochshule der Christengemeinschaft にて人智学とキリスト教を学ぶ傍ら、Billing Peters,Ruff Architektenbuero にて人智学的建築に触れる。帰国後、1989年に伊藤設計室を設立し、2001年京田辺シュタイナー学校開校時より宗教専科教員を兼ね現在に至る。主な設計に京田辺シュタイナー学校（京田辺市）神戸女子大学同窓会館（神戸市）、揚妻クリニック別館（豊田市）があり、教育施設、医療施設、個人住宅など多く手掛ける。訳書に「大地の四季」涼風書林。

シュタイナー・
リズミカルアインライブング

イタ・ヴェーグマン・クリニックのハンドブックより

＊　＊　＊

発行日　　2016年3月25日　初版第一刷発行

著　者　　モニカ・フィンガドー
翻訳者　　伊藤良子・伊藤壽浩
装　丁　　赤羽なつみ
発行者　　村上京子
発行所　　株式会社イザラ書房
　　　　　　〒 369-0305
　　　　　埼玉県児玉郡上里町神保原町 569 番地
　　　　　　Tel.0495-33-9216　Fax.047-751-9226
　　　　　　mail@izara.co.jp　http://www.izara.co.jp
印刷製本　株式会社シナノパブリッシングプレス

Printed in Japan, 2016 © IZARA Co., Ltd.
＊ 本書の無断転載、複製を禁じます。

ISBN 978-4-7565-0131-8　C0047